Medizinische Informatik und Statistik

Band 1: Medizinische Informatik 1975. Frühjahrstagung des Fachbereiches Informatik der GMDS. Herausgegeben von P. L. Reichertz. VII, 277 Seiten. 1976.

Band 2: Alternativen medizinischer Datenverarbeitung. Fachtagung München-Großhadern 1976. Herausgegeben von H. K. Selbmann, K. Überla und R. Greiller. VI, 175 Seiten. 1976.

Band 3: Informatics and Medecine. An Advanced Course. Edited by P. L. Reichertz and G. Goos. VIII, 712 pages. 1977.

Band 4: Klartextverarbeitung. Frühjahrstagung, Gießen, 1977. Herausgegeben von F. Wingert. V, 161 Seiten. 1978.

Band 5: N. Wermuth, Zusammenhangsanalysen Medizinischer Daten. XII, 115 Seiten. 1978.

Band 6: U. Ranft, Zur Mechanik und Regelung des Herzkreislaufsystems. Ein digitales Simulationsmodell. XV, 192 Seiten. 1978.

Band 7: Langzeitstudien über Nebenwirkungen Kontrazeption – Stand und Planung. Symposium der Studiengruppe „Nebenwirkungen oraler Kontrazeptiva – Entwicklungsphase", München 1977. Herausgegeben von U. Kellhammer. VI, 254 Seiten. 1978.

Band 8: Simulationsmethoden in der Medizin und Biologie. Workshop, Hannover, 1977. Herausgegeben von B. Schneider und U. Ranft. XI, 496 Seiten. 1978.

Band 9: 15 Jahre Medizinische Statistik und Dokumentation. Herausgegeben von H.-J. Lange, J. Michaelis und K. Überla. VI, 205 Seiten. 1978.

Band 10: Perspektiven der Gesundheitssystemforschung. Frühjahrstagung, Wuppertal, 1978. Herausgegeben von W. van Eimeren. V, 171 Seiten. 1978.

Band 11: U. Feldmann, Wachstumskinetik. Mathematische Modelle und Methoden zur Analyse altersabhängiger populationskinetischer Prozesse. VIII, 137 Seiten. 1979.

Band 12: Juristische Probleme der Datenverarbeitung in der Medizin. GMDS/GRVI Datenschutz-Workshop 1979. Herausgegeben von W. Kilian und A. J. Porth. VIII, 167 Seiten. 1979.

Band 13: S. Biefang, W. Köpcke und M. A. Schreiber, Manual für die Planung und Durchführung von Therapiestudien. IV, 92 Seiten. 1979.

Band 14: Datenpräsentation. Frühjahrstagung, Heidelberg 1979. Herausgegeben von J. R. Möhr und C. O. Köhler. XVI, 318 Seiten. 1979.

Band 15: Probleme einer systematischen Früherkennung. 6. Frühjahrstagung, Heidelberg 1979. Herausgegeben von W. van Eimeren und A. Neiß. VI, 176 Seiten, 1979.

Band 16: Informationsverarbeitung in der Medizin -Wege und Irrwege-. Herausgegeben von C. Th. Ehlers und R. Klar. XI, 796 Seiten. 1979.

Band 17: Biometrie — heute und morgen. Interregionales Biometrisches Kolloquium 1980. Herausgegeben von W. Köpcke und K. Überla. X, 369 Seiten. 1980.

Band 18: R.-J. Fischer, Automatische Schreibfehlerkorrektur in Texten. Anwendung auf ein medizinisches Lexikon. X, 89 Seiten. 1980.

Band 19: H. J. Rath, Peristaltische Strömungen. VIII, 119 Seiten. 1980.

Band 20: Robuste Verfahren. 25. Biometrisches Kolloquium der Deutschen Region der Internationalen Biometrischen Gesellschaft, Bad Nauheim, März 1979. Herausgegeben von H. Nowak und R. Zentgraf. V, 121 Seiten. 1980.

Band 21: Betriebsärztliche Informationssysteme. Frühjahrstagung, München, 1980. Herausgegeben von J. R. Möhr und C. O. Köhler. (vergriffen)

Band 22: Modelle in der Medizin. Theorie und Praxis. Herausgegeben von H. J. Jesdinsky und V. Weidtman. XIX, 786 Seiten. 1980.

Band 23: Th. Kriedel, Effizienzanalysen von Gesundheitsprojekten. Diskussion und Anwendung auf Epilepsieambulanzen. XI, 287 Seiten. 1980.

Band 24: G. K. Wolf, Klinische Forschung mittels verteilungsunabhängiger Methoden. X, 141 Seiten. 1980.

Band 25: Ausbildung in Medizinischer Dokumentation, Statistik und Datenverarbeitung. Herausgegeben von W. Gaus. X, 122 Seiten. 1981.

Band 26: Explorative Datenanalyse. Frühjahrstagung, München, 1980. Herausgegeben von N. Victor, W. Lehmacher und W. van Eimeren. V, 211 Seiten. 1980.

Band 27: Systeme und Signalverarbeitung in der Nuklearmedizin. Frühjahrstagung, München, März 1980. Proceedings. Herausgegeben von S. J. Pöppl und D. P. Pretschner. IX, 317 Seiten. 1981.

Band 28: Nachsorge und Krankheitsverlaufsanalyse. 25. Jahrestagung der GMDS, Erlangen, September 1980. Herausgegeben von L. Horbach und C. Duhme. XII, 697 Seiten. 1981.

Band 29: Datenquellen für Sozialmedizin und Epidemiologie. Herausgegeben von R. Brennecke, E. Greiser, H. A. Paul und E. Schach. VIII, 277 Seiten. 1981.

Band 30: D. Möller, Ein geschlossenes nichtlineares Modell zur Simulation des Kurzzeitverhaltens des Kreislaufsystems und seine Anwendung zur Identifikation. XV, 225 Seiten. 1981.

Band 31: Qualitätssicherung in der Medizin. Probleme und Lösungsansätze. GMDS-Frühjahrstagung, Tübingen, 1981. Herausgegeben von H. K. Selbmann, F. W. Schwartz und W. van Eimeren. VII, 199 Seiten. 1981.

Band 32: Otto Richter, Mathematische Modelle für die klinische Forschung: enzymatische und pharmakokinetische Prozesse. IX, 196 Seiten, 1981.

Band 33: Therapiestudien. 26. Jahrestagung der GMDS, Gießen, September 1981. Herausgegeben von N. Victor, J. Dudeck und E. P. Broszio. VII, 600 Seiten. 1981.

Medizinische Informatik und Statistik

Herausgeber: S. Koller, P. L. Reichertz und K. Überla

35

Hans-Jürgen Seelos

Prinzipien des Projektmanagements im Gesundheitswesen

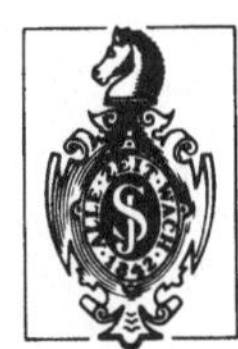

Springer-Verlag
Berlin Heidelberg New York 1982

Reihenherausgeber
S. Koller P. L. Reichertz K. Überla

Mitherausgeber
J. Anderson G. Goos F. Gremy H.-J. Jesdinsky H.-J. Lange
B. Schneider G. Segmüller G. Wagner

Autor

Hans-Jürgen Seelos
Aktienstraße 40
4330 Mülheim/Ruhr

ISBN-13:978-3-540-11582-3   e-ISBN-13:978-3-642-81848-6
DOI: 10.1007/978-3-642-81848-6

CIP-Kurztitelaufnahme der Deutschen Bibliothek

Seelos, Hans-Jürgen: Prinzipien des Projektmanagements im Gesund-
heitswesen / Hans-Jürgen Seelos. - Berlin; Heidelberg; New York:
Springer, 1982.
(Medizinische Informatik und Statistik; 35)
ISBN-13:978-3-540-11582-3

2145/3140 – 5 4 3 2 1 0

V o r w o r t

Die Anregung zu dieser Arbeit geht zurück auf ein gleichlautendes Referat der Herren Dr.med.vet. K. Rosenkranz und Prof.Dr.med. P.L. Reichertz
vom Department für Biometrie und klinische Informatik der Medizinischen
Hochschule Hannover, vorgetragen bei der 3. Hannoverschen Tagung über
Medizinische Informatik im Jahre 1974.

Die vorliegende Monographie verfolgt die Zielsetzung, allgemeine Grundsätze des Projekt-Managements im Bereich des Gesundheitswesens in der
Form eines "Projekthandbuches" zusammenzustellen.
Zielgruppe sind alle Führungskräfte sowie deren Mitarbeiter, die sich
mit der Planung, Durchführung und Überwachung von (Datenverarbeitungs-)
Projekten im Bereich des Gesundheitswesens beschäftigen oder diese Tätigkeit anstreben.

Im Gegensatz zu Autoren, die dieses Thema im Hinblick auf spezielle,
z.B. datenverarbeitungs-technische Anwendungen behandeln, wurde hier
das Hauptgewicht auf eine interdisziplinäre Darstellung des Projekt-
Managements gelegt und die Ausführungen zugunsten einer universellen
Übertragbarkeit bewußt generalisierend abgefaßt. Auf eine Beschreibung
einschlägiger Verfahren, beispielsweise der Analyse-, Ideenfindungs-,
Kommunikations-, Programmier- und Darstellungstechniken mußte aus
Platzgründen an dieser Stelle leider verzichtet werden. Der interessierte Leser sei deshalb auf die angegebenen Literaturzitate verwiesen.

Mein besonderer Dank gilt den Herausgebern dieser Reihe und dem Springer-Verlag, die es ermöglicht haben, diese Monographie einer breiten Öffentlichkeit zugänglich zu machen. Darüber hinaus bleibt es mir eine an-
genehme Pflicht, den vielen Fachkollegen zu danken, die durch Hinweise
auf Literatur und Überlassung von Sonderdrucken zur Qualität und Aktualität dieser Arbeit beigetragen haben.

Mülheim a.d. Ruhr, im Mai 1982   Hans-Jürgen Seelos

INHALTSVERZEICHNIS

1 Einleitung

Synoptisch betrachtet zeichnet sich die gegenwärtige Situation im Gesundheitswesen einerseits durch eine Kostenexplosion, andererseits durch anspruchsvollere Ziele der Gesundheitsversorgung (patient care) aus, wie etwa Verbesserung in bezug auf

- Wirtschaftlichkeit,
- Qualität,
- Verfügbarkeit und
- Gleichwertigkeit.

Es ist zu belegen, daß die Kosten der Gesundheitsversorgung einen stärkeren Anstiegsgradienten aufweisen als das nationale Bruttosozialprodukt der Industrieländer /99/. Beispielsweise haben sich die Ausgaben der gesetzlichen Krankenversicherung im Zeitraum von 1960 bis 1980 verneunfacht. Selbst wenn man Krankengeld und Unfallrente von den Gesundheitskosten abzieht, müssen in der Bundesrepublik Deutschland mittlerweile rund 10 % des Bruttosozialprodukts für die Finanzierung des Gesundheitswesens aufgewandt werden /106/. Diese Kostensteigerungen beruhen auf vielfältigen Ursachen /84/, unter anderem in der

- allgemeinen Preis- und Gehaltsentwicklung,
- steigenden Zahl differenzierter und kostenaufwendiger Diagnose- und Therapieverfahren sowie in der
- zunehmenden Inanspruchnahme von Einrichtungen ärztlicher Versorgung und Gesundheitsleistungen durch die Bevölkerung, die noch durch das breite Angebot prophylaktischer Verfahren neben den kurativen Maßnahmen gesteigert wird.

Es ist daher nicht verwunderlich, wenn vor diesem Hintergrund zunehmend betriebsökonomische Aspekte, d.h. Fragen der medizinischen Effektivität und ökonomischen Effizienz von Gesundheitssystemen in den Blickpunkt der öffentlichen Diskussion gerückt sind /111/. Von besonderer struktureller Bedeutung sind dabei Phänomene und Auswirkungen des Panoramawandels der Krankheiten /95, 106, 129, 132/.

Aus dieser Situation erwächst der Zwang, zur Lösung der anstehenden Probleme neue Organisationsformen und Verfahrensweisen - insbesondere praxisgerechte Instrumente zur Unterstützung informationsverarbeitender Prozesse im Gesundheitswesen /10, 11/ - zu entwickeln und diese einzusetzen /28, 88, 106, 111, 132/. Die bisherigen Erfahrungen haben jedoch gezeigt, daß viele der oft groß angelegten (DV-)Projekte mit dem Ziel systematischer Innovation im Gesundheitswesen die gesteckten Ziele nicht in dem vorgegebenen Rahmen resp. nur mit erheblichem finanziellen Aufwand und/oder Terminverzögerungen erreichen konnten oder an mangelnder Benutzerakzeptanz scheiterten /111/. "Während es anfangs noch recht schwierig war, die zum Teil noch sehr "bockige" neue Technologie in den Griff zu bekommen, so daß es schon als Ereignis gewertet wurde, "wenn irgendwo etwas lief", häuften sich bald die Beobachtungen, daß anscheinend folgerichtig konzipierte Systeme die Nadelprobe der routinemäßigen Anwendung nicht bestanden, obgleich die technischen Voraussetzungen gegeben schienen, oder daß diese Routineanwendungen ihre Innovatoren nicht überlebten, zumindest nicht ihr Verweilen an dem Ort des Geschehens" /82/. In der Literatur /5, 21, 70, 82, 89, 100, 101, 103, 106, 111/ werden hierfür mannigfache Gründe angeführt. Die wichtigsten Aspekte seien nachfolgend genannt.

In erster Linie zeichneten sich die zu realisierenden Projekte durch eine zunehmende Komplexität in technischer, wirtschaftlicher und gesundheitspolitischer Hinsicht aus. Dennoch glaubte man oft auf die Schaffung einer projektspezifischen Organisationsform verzichten zu können und versuchte, mit den vorhandenen finanziellen und personellen Ressourcen, das Projekt im Rahmen der bestehenden Organisationsstruktur abzuwickeln.

Anwender, Entscheidungs- und Abstimminstanzen sowie andere am Projekt Beteiligte waren infolge mangelnder Erfahrung in der Abwicklung von Projekten zu Beginn meist ungeduldig: sie wollten möglichst schnell über Ergebnisse verfügen. Die Folge war eine fehlende oder reduzierte Projektplanung, es wurde zu früh und zu wenig überlegt mit der Durchführung begonnen, nicht ausgetestete Verfahren wurden für die Anwendung freigegeben. Verstärkend wirkte, daß zu optimistische Aufwandsschätzungen, die bei oberflächlicher Planung nur schwer erkennbar waren, häufig Qualität und Termine gefährdeten und Kostenüberschreitungen verursachten.

Vielfach wurden auch die analytischen Voraussetzungen bei der Realisierung von DV-Projekten erheblich unterschätzt, und es fehlte die notwendige Durchdringung der ärztlichen und der von der Computerwissenschaft herkommenden Technologie /57, 82/. "Der oftmals nicht ausgesprochene Gedanke von seiten der beteiligten Nichtmediziner, daß es endlich Zeit sei, durch klare Zielvorstellungen Ordnung in das Gebäude der praktischen Medizin zu bringen, ist zwar berechtigt, nur konnte die erstrebte Klarheit nicht in der Ignoranz der Probleme bestehen" /84/. Die offensichtliche Begeisterung des menschlichen Intellektes für Planungen und Einflußnahmen auf komplexe Vorgänge in Gesundheitssystemen führte daher meist zu dem Resultat, "daß ein oder mehrere einsame Geister sich ausdachten, wie andere ihr Leben resp. ihren täglichen Routineablauf zu gestalten hätten, in der unbekümmerten Annahme, daß die sich hieraus ergebenden Segnungen zum Nutzen aller Betroffenen seien, wobei meist natürlich nicht ausgesprochen, die Meinung der Betroffenen zu diesem Ganzen meist von untergeordneter Bedeutung zu sein schien" /82/. REICHERTZ /82/ kommt weiterhin zu dem Ergebnis, daß man in der Medizin eben erst lernen mußte, daß die wirklich sinnvollen Funktionen eines EDV-Systems keineswegs immer die sein müssen, die man sich zuvor theoretisch so schön ausgedacht habe, sondern daß die Möglichkeiten und Grenzen eben erst während der praktischen Nutzanwendung erkennbar würden. Deshalb war es nicht verwunderlich, wenn sich nur wenige solcher Art entwickelter Verfahren im Routinebetrieb durchsetzen konnten. Hinzu kam, daß die Automatisation von Funktionsabläufen nicht etwas grundsätzlich Neues darstellte, sondern daß diese nur an die Stelle von vorher Praktizierten traten /70/. "Es konnte daher nur ein inkrementeller Nutzen erreicht werden, der umso größer war, je schlechter das konventionelle Verfahren funktionierte" /70/.

Solange Computeranwendungen in umschriebenen Bereichen blieben, hatten sie den Charakter einer neuen Technologie, etwas aufwendiger vielleicht, aber ohne prinzipielle Konsequenzen /82/. Bei zunehmender Komplexität der Verfahren, der Veränderung vom punktuellen zum umfassenden Datenverarbeitungseinsatz in der Medizin - wie er etwa mit Krankenhausinformationssystemen /14, 56, 81, 86/ angestrebt wurde - und der Dezentralisierung von Datenverarbeitungsleistungen, zeigte sich bald eine neue Dimension, welche für die zögernde Ausbreitung und das Scheitern vieler Verfahren verantwortlich zu sein schien: "Die Einwirkung der Techniken der Datenverarbeitung und die Methoden der Informatik auf ihre Umwelt sowie die Interaktion zwischen der neuen Technologie und den Gesundheitssystemen, in die sie einzudringen sucht" /82/. Besondere Bedeutung kam daher der Anwendung systemanalytischer Techniken sowie der Kommunikation zwischen Designer und Anwender zu, bei der sich insbesondere das Informationsgefälle über die Leistungsmöglichkeiten des Hilfsmittels "Elektronische Datenverarbeitung" auswirkte /111/. Das Spektrum der Einschätzungen durch die Anwender reichte von euphorischen Vorstellungen über "Knopfdruck-Systeme" bis zur völligen Ignorierung oder Verdrängung des unheimlichen 'Elektronengehirns'" /5/. Es war deshalb nicht verwunder-

lich, wenn infolge unzureichender Aufklärung die Anwender der von den
Designern gewünschten Mitarbeit eine gewisse Reserviertheit und mangelnde Gesprächsbereitschaft entgegenbrachten, weil sie nicht selten strukturelle Veränderungen ihres Arbeitsplatzes und ihrer Tätigkeitsmerkmale
befürchteten. Die Vorstellung, daß der Benutzer primär bereit und in
der Lage sei, über seine Bedürfnisse erschöpfend Auskunft zu geben,
mußte entschieden revidiert werden.

Auch auf seiten der Designer lagen Ursachen für Kommunikationsprobleme.
So wurde der Anwender tagtäglich durch ein zu hohes Abstraktionsniveau
und "Fachchinesisch" überfordert. Hinzu kamen nicht selten Besserwisse-
rei und Planungs-Kauderwelsch. Offenbar war es nur in einem gemeinsamen,
sich ständig wiederholenden Prozeß möglich, den geeigneten Dialekt zu
finden und die Vorstellungen des Anwenders und die des Designers einander anzunähern, aufeinander einzuspielen und zu einem Optimum zu ver-
schmelzen /111/. Die Quintessenz für Designer und Anwender lautete daher: "Informatik wird durch gegenseitige Information erst schön!" /5/.

Ohne Zweifel ist jedoch eine der wichtigsten Ursachen darin zu suchen,
daß die Erkenntnis wie man Projekte im Gesundheitswesen durchführt, noch
weitgehend der individuellen Erfahrung derjenigen überlassen blieb, denen man solche Projekte anvertraute. Diese mußten ihren eigenen Weg finden, noch dazu vielfach ohne echtes Verständnis ihrer betrieblichen Umwelt. So ist es nicht verwunderlich, wenn Vokabeln wie "versuchen", "be-
mühen" und "anstreben" die Mehrzahl solcher Forschungs- und Entwicklungs-
projekte überschattete /77/. Die beste Antwort auf die Frage nach der
geeigneten methodischen Vorgehensweise vermittelt wohl die eigene prak-
tische Erfahrung. Aber diese Erkenntnismethode hat den Nachteil, daß die
Antwort immer erst im nachhinein verfügbar ist. Wie viele Fehler, fehl-
geleitete Mittel, Schwierigkeiten, Zeitverluste und Frustrationen könnten daher vermieden werden, stünden im voraus geeignete Hinweise und Rat-
schläge zur Verfügung. In vielen Bereichen der Technik, aber auch in der
Bauwirtschaft und nicht zuletzt im militärischen Bereich, gehören Methoden des Forschungs- und Entwicklungsmanagements schon seit langem zum
Alltag /91/. Demgegenüber hat innovatives Management im Gesundheitswesen,
d.h. eine Konzeption zur optimalen Gestaltung und Abwicklung komplexer
Problemlösungsprozesse, keine Tradition, trotz der spektakulären Entwicklung in manchen Teilbereichen. Doch gerade für die EDV-Abteilung als
Hauptträger innovativer Detailarbeit ist Projektmanagement besonders
wichtig /91/. "Es garantiert zwar nicht den Projekterfolg, aber es ebnet
einer guten Idee den Weg dorthin" /91/. Im Interesse einer allgemeinen

Verbesserung hinsichtlich Effizienz und Effektivität der Projektarbeit sollte deshalb der Kenntnis- und Ausbildungsstand auf diesem Gebiet gefördert und weiter ausgebaut werden.

Die geschilderte Ausgangslage gab daher Veranlassung zu einer praxisnahen Zusammenstellung der wesentlichsten Prinzipien des Projektmanagements im Gesundheitswesen. Dabei ist unter Projektmanagement nicht die Trivialdefinition einer checklistenorientierten Projektorganisation zu verstehen, sondern ein interdisziplinäres Vorgehen, bestehend aus wirtschaftlichen, datenverarbeitungstechnischen, medizinischen, organisatorischen und psychologischen Aspekten. Insbesondere sollte kein Ansatz erarbeitet werden, der etwa auf spezielle medizinische Fachgebiete, deren Terminologie sowie deren Erkenntnisinteresse zugeschnitten ist.

2 Projekt

Ausgehend von einer Definition des Projektbegriffs werden charakteristische Kriterien eines Projektes aufgezeigt, eine Klassifikation von Projekten vorgeschlagen und Prinzipien der Projektabwicklung erläutert.

2.1 Definition

Vergeblich sucht man im Schrifttum zum Thema "Projektmanagement" /siehe etwa 15, 20, 37, 76, 92, 102, 103, 114, 116, 117, 123, 136/ nach einer einheitlichen Definition des Begriffes "Projekt". Einige der gebräuchlichsten Formulierungen seien im folgenden genannt.

GADDIS /zit. 136/ versteht ein Projekt als eine Organisationsarbeit: "A project is an organization unit dedicated to the attainment of a goal generally the successful completion of a developmental product on time, within budget and in conformance with predetermined performance specifications."

Häufig wird auch die Definition von MARTINO /68/ zitiert: "A project is any task which has a definable beginning and a definable end and requires the expenditure of one or more resources in each of the separate but interrelated and interdependent activities which must be completed to achieve the objectives for which the task was instituted."

ROSENKRANZ und REICHERTZ /91/ interpretieren ein Projekt als einen nach logischen Regeln ablaufenden Prozeß, der dann abläuft, wenn eine als problematisch empfundene Situation größeren Ausmaßes (= Problem im weiteren Sinn), die in der Gegenwart, aber auch erst in der Zukunft auftreten kann, einer Lösung zugeführt werden soll.

Allen in der Literatur genannten Definitionen sind jedoch nachstehende, für ein Projekt typische, Merkmale gemeinsam:

- Ein Projekt ist eine in sich abgeschlossene Aufgabe und durch die Gesamtheit aller Aktivitäten, die deren Abwicklung dienen (Problemlösungsprozeß) charakterisiert.
- Der Problemlösungsprozeß ist ein zielorientiertes Geschehen zwischen einem vorher festgelegten Anfangs- und Abschlußzeitpunkt, das zur Erreichung der gesetzten Ziele einen geplanten und gesteuerten Arbeits-

einsatz (P̲r̲o̲j̲e̲k̲t̲s̲t̲e̲u̲e̲r̲u̲n̲g̲) erfordert und dabei Kapazitäten von Personal und Einrichtungen belegt, sowie Zeit, Sach- und Finanzmittel ver-
braucht.
- Alle Aktivitäten müssen in einer vernünftigen logischen Anordnung ab-
laufen (P̲h̲a̲s̲e̲n̲s̲c̲h̲e̲m̲a̲).
- Die Durchführung innerhalb der bestehenden betrieblichen Organisation
ist nicht möglich resp. sinnvoll, so daß eine besondere Organisationsform (P̲r̲o̲j̲e̲k̲t̲o̲r̲g̲a̲n̲i̲s̲a̲t̲i̲o̲n̲) notwendig ist.

Es sei darauf hingewiesen, daß alle angeführten Definitionen bezüglich
des Projektgegenstandes - also der Art des zu bewältigenden Problems -
keinerlei Restriktionen enthielten. Meistens führen die einschlägigen
Veröffentlichungen als Beispiele objektbezogene Projekte an, bei denen
ein zu erreichendes physisches Objekt im Vordergrund steht (z.B. der
Bau einer Straße).
Im Gegensatz dazu sind DV-Projekte im Gesundheitswesen systembezogen,
d.h. das Schwergewicht liegt hier auf der Entwicklung und Einführung eines computergestützten organisatorischen Systems, weshalb man in diesem
Zusammenhang häufig auch von "Organisationsprojekten" spricht.

Prinzipiell können medizinische Versorgungseinrichtungen dadurch vom Com-
putereinsatz profitieren /70/, daß

- die Gesamtheit der informationsverarbeitenden Aufgaben im Rahmen einer
administrativen oder medizinischen Grundfunktion vollständig oder
- die Gesamtheit der miteinander verbundenen Funktionsbereiche eines Gesundheitssystems teilweise automatisiert wird.

Ein Beispiel für die Automatisation einer definierten Grundfunktion wäre
etwa der Einsatz eines Autoanalyzers oder ein Verfahren zur computerun-
terstützten Anamneseerhebung. Diese Erörterung betrifft jedoch die teilweise Automatisation der Gesamtfunktion, wie sie für Informations- (z.B.
Krankenhausinformationssystem) und Kontrollsysteme (z.B. Pharmaziebe-
stellsystem) typisch ist. Derartige Systeme sind gemeint, wenn in der
Folge von medizinischen Datenverarbeitungssystemen (MDV-Systemen) die
Rede ist.

Neben dem Begriff Projekt verwendet man häufig auch die Vokabel "Programm". Wird eine semantische Unterscheidung gemacht, so handelt es sich
dabei lediglich um eine hierarchische Stufung /103/. So bezeichnen STEI-
NER und RYON /zit. 103/, in ihrer ganz auf Regierungsvorhaben ausgerich-

teten Arbeit, als Programm ein Vorhaben einer staatlichen Institution,
dessen Durchführung mehreren Auftragnehmern anvertraut wird (z.B. "Programm der Bundesregierung zur Förderung von Forschung und Entwicklung im
Dienste der Gesundheit 1978 - 1981" /11/). Die Auftragnehmer arbeiten
ihrerseits an Projekten im Rahmen dieses Programms. Ähnlich unterscheidet auch ZANGEMEISTER /zit. 136/ die Begriffe "Programm" und "Projekt":
"Ein Programm ist ein Komplex von Tätigkeitsvorhaben (Projekten) einer
Organisation zur Erreichung eines bestimmten Programmzwecks. Der Pro-
grammzweck wird innerhalb des Zielsystems der Organisation durch das zugehörige Zielprogramm beschrieben. Zur Erfüllung eines Programmes müssen
mehrere Projekte durchgeführt werden. Ein Projekt ist ein begrenztes Tätigkeitsvorhaben innerhalb eines Programmes zur Erreichung eines bestimmten Projektzweckes. Der Projektzweck ist im zugehörigen Zielprogramm
durch projektorientierte spezielle Programmziele beschrieben."

2.2 Kriterien

Projekte lassen sich durch eine Reihe von Kriterien beschreiben (siehe
Figur 2.2-1), die einen entscheidenden Einfluß auf die Problematik ihrer
Durchführung ausüben und zu ihrer Klassifikation herangezogen werden
können. Sie werden im einzelnen nachfolgend erläutert.

Akzeptanz

Als Maß für die Identifikation der am Projektgeschehen Beteiligten (z.B.
Designer, Entscheidungsinstanzen, Anwender) mit der Intention eines Pro-
jektes kann die "Akzeptanz" herangezogen werden.
Gerade Datenverarbeitungsprojekte im Bereich des Gesundheitswesens zeich-
nen sich durch einen charakteristischen Verlauf der Anwenderakzeptanz in
Abhängigkeit vom Projektablauf aus (Figur 2.2-2): Der zum Zeitpunkt der
Projekteinrichtung (t_0) bei den Anwendern vorhandene Vertrauensvorschuß
(Vorteile der neuen Organisationslösung) verringert sich bereits mit der
Installation des MDV-Systems (Veränderung der konventionellen Funktionsabläufe) bis die Akzeptanzkurve, bedingt durch Anlaufschwierigkeiten
(z.B. Hardwareausfall), zum Zeitpunkt t_1 einen Tiefpunkt erreicht. In
dieser Phase dienen EDV-Verfahren als "Aggressionsableiter", auf den alles geschoben werden kann, wenn eine Störung im Organisationsablauf ein-
tritt. Die einzelnen Ursachen müssen immer wieder analysiert und nachge-

wiesen werden, damit die Tatsache anfänglicher Bedienungsfehler auch akzeptiert und nicht auf Hard- oder Software zurückgeführt wird /81/.

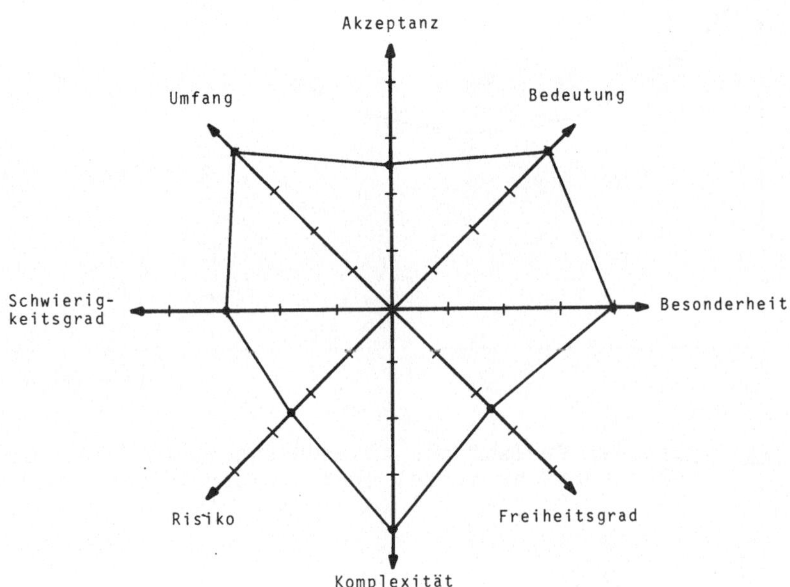

Figur 2.2-1 Beispielhafter Kiviat-Graph zur quantitativen Beschreibung der Eigenschaften eines Organisationsprojektes.

Erst im Verlauf des Routinebetriebes steigt die Akzeptanz wieder langsam an, nicht selten deshalb, weil die Arbeit am "Designtisch" nochmals
aufgenommen wird. In Analogie zur Regeltechnik kann man hier von einem
Übergangsverhalten komplexer Systeme bei diskontinuierlichen Eingangs-
funktionen (Umstellung vom konventionellen zum automatisierten Verfahren) sprechen, bei dem etwa mit dem Instrumentarium der empirischen So-
zialforschung zu analysieren wäre, inwieweit die primäre Innovations-
schwelle (Überschwinger) überwunden ist, sich das nachfolgende Ein-
schwingverhalten stabilisiert hat und welches Akzeptanzniveau dann erreicht ist.

Bedeutung

Die "Bedeutung" eines Projektes spiegelt den Einfluß auf die Zielsetzung
des Unternehmens resp. eines Programms wieder, der nicht mit dem Umfang
eines Projektes korrelieren muß.

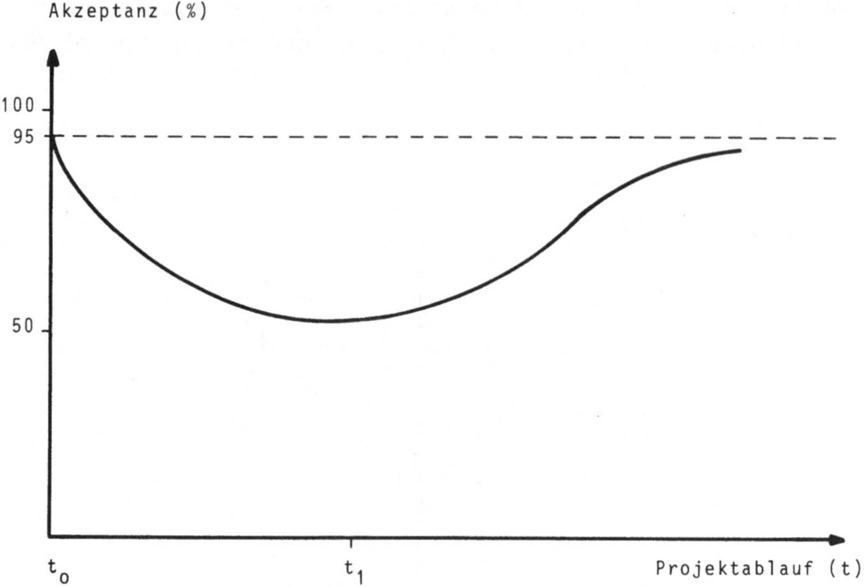

Figur 2.2-2 Typischer Verlauf der Anwenderakzeptanz in Abhängigkeit vom Projektfortschritt bei DV-Projekten im Gesundheitswesen.

Besonderheit

Die "Besonderheit" beschreibt den Innovationsgrad eines Projektes. Dieser wird maßgebend bestimmt durch:

- den Konkretisierungsgrad der Zielsetzung zu Beginn der Projektdurchführung,
- den Umfang der problemadäquaten, theoretischen und praktischen Kenntnisse und Voraussetzungen (Technologien, Verfahren etc.), bzw. das Ausmaß, in welchem diese noch zu erarbeiten sind,
- den Grad der Vertrautheit, der an der Projektdurchführung beteiligten Personen, mit den für den Projektgegenstand geeigneten Verfahren und Techniken.

Bei Projekten mit repetivem Charakter kann die Problemlösung vollständig beschrieben und der Verlauf der Projektdurchführung mit großer Sicherheit vorausgesagt werden. Solche Projekte besitzen daher ein geringes Maß an Innovation. Demgegenüber besteht bei Projekten mit einem hohen Innovationsgrad (z.B. Organisationsprojekte im Gesundheitswesen) die Gefahr, daß in Unkenntnis des Planungsfeldes Forderungen bezüglich des

Verhaltens, der Termine und der Kosten formuliert werden, deren Erfüllung nicht gewährleistet werden kann, da oft einschlägige Methoden aus anderen Anwendungsbereichen zur Lösung vorliegender Problemstellungen nicht herangezogen werden können, sondern eigens dafür zu entwickeln und zu erproben sind. Dies hat zwangsläufig zur Folge, daß die Vertrautheit der an der Lösungserarbeitung beteiligten Mitarbeiter mit den entsprechenden Techniken äußerst gering ist.

<u>Freiheitsgrad</u>

Der Freiheitsgrad eines Projekts quantifiziert den "Spielraum" der Projektabwicklung hinsichtlich seiner Bestimmungsgrößen

- Zielumfang,
- Ressourcen und
- Zeit.

Ein geringer Projektfreiheitsgrad bedeutet etwa, daß die qualitativen Anforderungen an das Projektergebnis, die Projektkosten und die Termine verbindlich vorgegeben sind. Es ist unmöglich, eine dieser drei Bestimmungsgrößen zu ändern, ohne mindestens eine weitere zu beeinflussen.

<u>Komplexität</u>

Die "Komplexität" eines Projektes ist ein Maß für die bei der Planung und Realisierung zu berücksichtigenden Aspekte und Fakten und als Folge davon, für die Interdependenz aller an der Projektdurchführung beteiligten Organisationseinheiten.
Merkmale, die auf eine große Komplexität eines Projektes hinweisen sind /9/:

- die zu erreichenden Projektziele sind abstrakt vorgegeben und erst im Verlauf der Problembearbeitung operationalisierbar,
- komplizierter, schwer zu überschauender Ablauf,
- eine Vielzahl von Tätigkeiten, Teilaufgaben und Arbeitsschritten,
- starke Abhängigkeit der Tätigkeiten oder Teilprobleme voneinander,
- überlappte oder teilweise parallele Bearbeitung der Teilaufgaben/Arbeitsschritte,

- interinstitutionelle, interdisziplinäre, überregionale oder multinatio-
  nale Zusammenarbeit,
- hoher Innovationsgrad,
- die Anwendung noch wenig bekannter oder nicht ausreichend erprobter
  Methoden, Verfahren, Techniken,
- ein großes und/oder schwer abschätzbares Realisationsrisiko,
- geringe Erfahrung bei den Durchführenden.

Risiko

Das Kriterium "Risiko" bringt die materiellen und immateriellen Verluste
(z.B. Prestige) zum Ausdruck, die dem Auftragnehmer bei Nichterreichung
der Zielsetzung entstehen können.
Für die Abschätzung des Gesamtrisikos werden von ZOGG /136/ vier Einzel-
risiken angegeben:

- Technisches Realisationsrisiko (das Risiko, falls das Projekt zu kei-
  nem Ergebnis führt),
- Verwertbarkeitsrisiko (das Risiko, falls das Projekt zwar zu einem
  grundsätzlich verwertbaren, aber nicht zum erwarteten Ergebnis führt),
- Zeitrisiko (das Risiko, falls das Projekt nicht in der vorgesehenen
  Zeitspanne durchgeführt werden kann),
- Aufwandsrisiko (das Risiko, falls der Projektaufwand den vorgesehenen
  Aufwand (z.B. Kosten) überschreitet).

Zeit- und Aufwandsrisiko lassen sich durch den Einsatz des Projektmanagements herabsetzen, das technische Realisationsrisiko sowie das Verwertbarkeitsrisiko dagegen nicht. Vielfach wird daher bei Projekten mit einem hohen Risiko (z.B. stark innovativ ausgerichteter Zielsetzung) zunächst eine Problemlösung mit Modellcharakter entwickelt (Pilotsystem),
diese in realer Nutzerumgebung erprobt, bewertet, modifiziert und eventuell dann, vorbehaltlich der Entscheidung durch die zuständigen Entscheidungsinstanzen, multipliziert.

Schwierigkeitsgrad

Der "Schwierigkeitsgrad" eines Projekts beschreibt die Wahrscheinlich-
keit mit der die Projektziele nicht erreicht werden können. Die Gefähr-
dung dieser Ziele kann insbesondere von einem ungewöhnlich knappen Ko-

stenbudget oder unrealistischen Terminen ausgehen. Sie kann ferner aus
einer Fülle zu überwindender Widerstände verschiedener Interessengruppen
und/oder Unzulänglichkeiten der Arbeitsmittel (Hard-/Softwaresysteme)
resultieren.

Umfang

Der "Umfang" eines Projekts bringt den quantitativen Aufwand des Lei-
stungsvollzuges zum Ausdruck, dessen zeitlicher Verlauf typisch ist:
Geringem Aufwand zu Beginn des Projekts folgt ein rascher Anstieg, der
dann auf der Stufe der Gestaltung oder Verwirklichung sein Maximum erreicht und zum Projektende hin wieder abfällt. Der Projektumfang läßt
sich durch nachstehende Merkmale präzisieren:

- die Anzahl der zu lösenden Teilprobleme sowie der zu ihrer Lösung erforderliche administrative und koordinative Aufwand,
- die für die Durchführung des Projekts einzusetzenden und eventuell zusätzlich bereitzustellenden Ressourcen personeller (Mitarbeitertage),
  sachlicher (Hilfsmittel) und finanzieller (Budget) Art,
- die Zahl der an der Projektabwicklung beteiligten Kommunikationspartner und Disziplinen,
- die zur Bearbeitung der Teilprobleme und zur Durchführung des Projekts
  erforderliche Zeit (Laufzeit) und damit zusammenhängend die Bindung
  der in Ansatz zu bringenden Ressourcen.

Der Umfang eines Projektes muß in relativer Beziehung zur Größe der projektausführenden Organisation bewertet werden. Die Bereitstellung einer
projektspezifischen Organisation erweist sich erfahrungsgemäß immer dann
als sinnvoll, wenn der Projektumfang ein solches Ausmaß erreicht, daß eine Linienstelle der Primärorganisation ein gestelltes Problem unter den
gewünschten qualitativen und zeitlichen Randbedingungen nicht einer be-
friedigenden Lösung zuführen kann.
Von wesentlicher Bedeutung ist in diesem Zusammenhang auch der zeitliche
Umfang. Insbesondere besteht bei einer langen Projektlaufzeit und einem
hohen Innovationsgrad die Gefahr, daß die erarbeitete Problemlösung bei
Projektabschluß bereits teilweise durch die technische Entwicklung überholt ist. Man denke hier etwa nur an Kleinrechnersysteme, die zwischen-
zeitlich Großrechnerfunktionen wie Datenbanken und Multi-user-Betrieb
realisieren können. Auch dürfte es schwierig sein, die Projektmitarbeiter über einen längeren Zeitraum zusammenzuhalten oder immer neue Mitar-

beiter einzuarbeiten und zu schulen. Es wird daher im Einzelfall zu entscheiden sein, ob nicht eine Gliederung umfangreicher Projekte in klar voneinander abgegrenzte Teilprojekte mit definierten Ressourcen zweckmäßiger ist.

2.3 Typen

Projekte sind sowohl durch die Art ihres Gegenstandes (siehe Abschnitt 2.1), als auch in bezug auf die Problematik ihrer Durchführung unterscheidbar. Der Akzent wird bei letzterem auf die Ausprägung der in Abschnitt 2.2 angeführten charakteristischen Kriterien gelegt. Diese ermöglichen eine Unterscheidung in die Kategorien

- Realisierungs- und
- Forschungsprojekte.

Realisierungsprojekt

Ein Realisierungsprojekt zeichnet sich durch einen niederen Innovations- und Schwierigkeitsgrad aus. Die zu erreichenden Ziele lassen sich in qualitativer und quantitativer Hinsicht ausreichend detailliert beschreiben. Sein Risiko kann ebenso wie seine Komplexität im Vergleich zu einem Forschungsprojekt als gering bezeichnet, die einzusetzenden Mittel und die erforderliche Zeit mit ausreichender Genauigkeit abgeschätzt werden. Das Vorgehen zur Zielerreichung ist bekannt. Die zu erbringenden Leistungen haben überwiegend repetiven Charakter, da die zum Vollzug des Problemlösungsprozesses erforderlichen Verfahren bereits weitgehend existieren. Beispielsweise stellt die Implementierung eines Gemeinschaftslabors in einem spezifischen Gesundheitssystem ein Realisierungsprojekt dar, weil vergleichbare Systeme für eine Teilmenge der Gesundheitssysteme bereits realisiert wurden.

Forschungsprojekt

Seitdem naturwissenschaftliche Eigen- oder Auftragsforschung nicht nur in staatlichen Instituten, sondern auch in immer größerem Umfang in der Industrie durchgeführt wird, wachsen Forschung und Entwicklung mehr und mehr zu einem gemeinsamen Arbeitsgebiet zusammen, das durch fließende

Übergänge charakterisiert ist. Dabei lassen sich verschiedene Stufen der Forschung unterscheiden:

- Grundlagenforschung
  (die primär auf die Klärung naturwissenschaftlicher Tatsachen und Zu-sammenhänge ausgerichtete reine Forschung),
- Angewandte Forschung
  (die zwar auf Anwendungen, jedoch nicht auf bestimmte technische Lösun-gen ausgerichtete Forschung),
- Realisierbarkeits-Studie
  (angewandte Forschung und Entwicklung zum Nachweis der Realisierbar-keit technischer Lösungen),
- Vorentwicklung
  (Entwicklungsarbeiten, aufgrund derer über die Eignung eines Konzepts im Vergleich zu Alternativen entschieden werden kann),
- Prototypenentwicklung
  (Herstellung von Pilotsystemen, die eine Entscheidung über die Multi-plikation ermöglichen),
- Produktentwicklung
  (Entwicklung eines Systems zur Serienreife, laufende Verbesserungen eines Systems bzw. Verlängerung seiner Lebensdauer).

Diese Abstufungen vermitteln einen Eindruck darüber, welche vielfältigen Ausprägungen und welchen Umfang Forschungs- und Entwicklungsarbeiten beim heutigen Stand der Technik annehmen können.
Forschungsprojekte wurden in einer direkt vergleichbaren Form noch nicht durchgeführt und weisen die Merkmale eines unstrukturierten Problems auf, d.h. sie sind von vornherein nicht überschau- und erfaßbar. Es ist mit dem Auftreten von Schwierigkeiten zu rechnen, die durch Improvisation nur schwer überwunden werden können. Die Ziele eines Forschungsprojektes lassen sich a priori nur global umschreiben. Oft können sie erst im Lau-fe des Problemlösungsprozesses operational definiert werden (Zielfin-dungsprozeß). Die erforderlichen Ressourcen sind zu Beginn der Projekt-abwicklung ebensowenig exakt anzugeben wie das Vorgehenskonzept. Die zu erbringenden Leistungen haben weitgehend kreativen Charakter. Forschungs-projekte sind in der Regel komplex, umfangreich und innovativ. Ihr Risi-ko kann als mittelmäßig bis groß beschrieben werden.

DV-Projekte (siehe Abschnitt 2.1) im Gesundheitswesen sind teilweise als reine Forschungsprojekte, teilweise auch als Mischtypen von Forschungs- und Realisierungsprojekten einzustufen. Dies ergibt sich nichtzuletzt aufgrund des komplizierten Environments, in das ein Projekt im Gesundheitswesen hineingestellt wird (siehe hierzu Kapitel 4).

Ferner unterscheidet SCHRÖDER /103/ je nach Auftraggeber

- externe von
- internen Projekten.

Externe Projekte

Externe Projekte, die für einen fremden Auftraggeber durchgeführt werden, sind "Kundenleistungen". Die ihnen vorgegebenen Ziele gründen sich hauptsächlich auf klar vorgegebene Anforderungen des Auftraggebers, die sich ihrerseits am "Markt" orientieren.

Interne Projekte

Demgegenüber sind interne Projekte Problemlösungsprozesse in der eigenen Organisation, bei denen die Zielvorstellung der internen Auftraggeber weniger scharf präzisiert ist.
Mögliche Unterscheidungsmerkmale zur Typisierung von Projekten faßt Figur 2.3-1 nochmals graphisch zusammen.

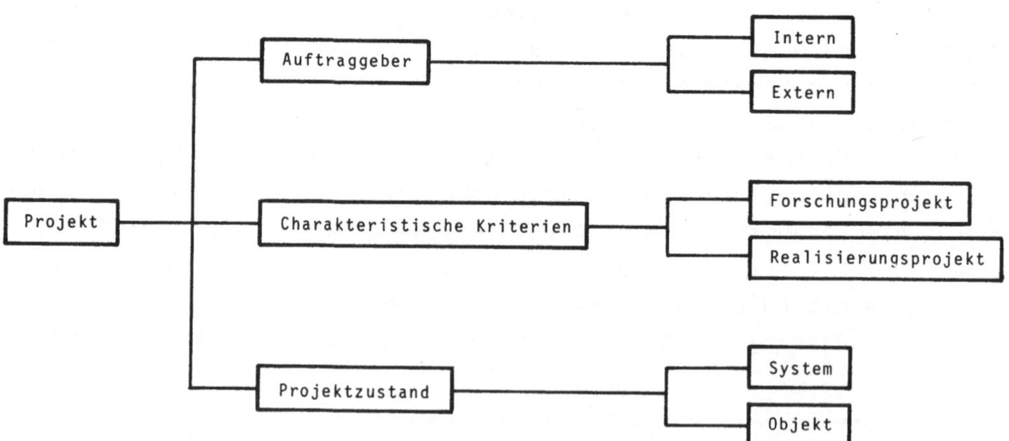

__Figur 2.3-1__ Unterscheidungsmerkmale von Projekten.

2.4 Abwicklung

Wie in Abschnitt 2.1 dargestellt, kann ein Projekt als ein Problemlösungsprozeß aufgefaßt werden, welcher sich vom Auftreten der Projektidee
bis zum Erreichen des Projektziels erstreckt (siehe hierzu Figur 2.4-1).
Man unterscheidet dabei Aktivitäten, welche auf die eigentliche Erarbeitung der Problemlösung (Systementwicklung) ausgerichtet sind, von den
planenden, überwachenden, koordinierenden und steuernden Maßnahmen (Projekt-Management) zur Erarbeitung der Problemlösung.

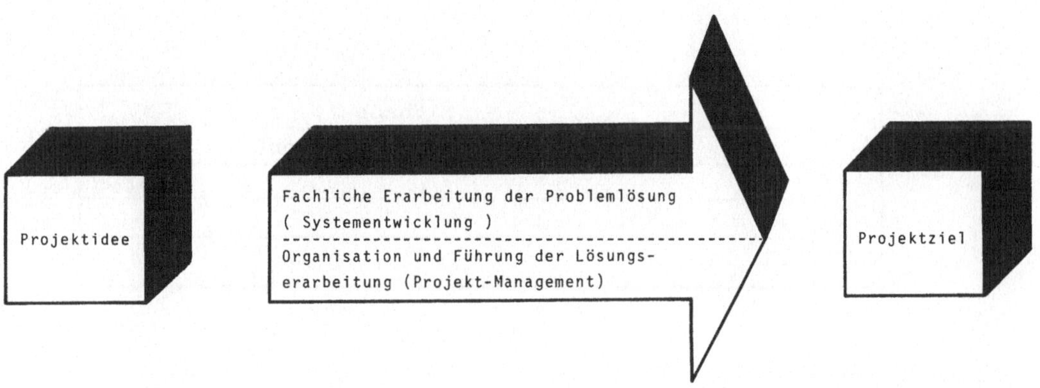

Figur 2.4-1 Problemlösungsprozeß - Abgrenzung von Systementwicklung
und Projekt-Management.

Üblicherweise gliedert man den Problemlösungsprozeß in überschaubare
Teileinheiten, sogenannten Phasen. Als Phase wird ein Zeitintervall bezeichnet, dessen Inhalt durch eine vorgegebene Aktivitätenmenge mit allgemein gültigem Charakter (Checklisten, die einer aktuellen Problemstellung angepaßt werden) oder durch ein zu erbringendes Ergebnis (problem-
orientiertes Aufstellen einer strukturierten Aktivitätensammlung) definiert wird.

Die Phasengliederung des Problemlösungsprozesses bringt einige entschei-
dende Vorteile wie etwa:

- eine einfache Planung der Projektarbeit,
- eine wirtschaftliche, transparente und damit überwachbare Projektabwicklung,
- einen über die gesamte Problembreite gleichmäßigen, ausgewogenen Projektfortschritt,
- eine Systematisierung der Entscheidungsprozesse sowie der Dokumentation.

In der Regel unterteilt man eine Phase in weitere Teileinheiten den Segmenten oder Moduln und diese wiederum in Aktivitäten, wie dies aus der in Figur 2.4-2 gezeigten Dezimalklassifikation ersichtlich ist.

0	Phase	
	1 Segment	
	1.1	Aktivitäten
	1.2	
	1.3	

Figur 2.4-2 Aufteilung einer Phase in Segmente und Aktivitäten.

Welche Gliederung der Ablaufphasen ist nun für die zeitliche Einteilung komplexer Problemlösungsprozesse zweckmäßig?
Bereits im 12. Jahrhundert gab THOMAS VON ALTKÖLN /zit. 64/ eine prägnante Kurzfassung über die Struktur eines Phasenplanes: "Man schaue zuerst nach, was er (= der Benutzer) haben wolle; man mache ihm dann Vorschläge, was man ihm bieten könne; man sagt ihm was er (= der Benutzer) selbst dazutun müsse, und macht es dann, sein Einverständnis vorausgesetzt."
In der Literatur /76/ werden weitere mannigfaltige Vorschläge zur Phasengliederung angeboten. Allerdings sind grobe Unterschiede festzustellen, in bezug auf Phasenzahl, Aufgabeninhalt, Abgrenzung, Detaillierungsgrad und insbesondere darüber, inwieweit diesen Richtlinien nachgelebt wird.
Für die Abwicklung von Organisationsprojekten im Gesundheitswesen werde im folgenden ein Vorgehensmodell vorgeschlagen, welches sowohl Aspekte der Erarbeitung der Problemlösung (Entwicklung und Realisierung von MDV-Systemen) als auch des Projekt-Managements auf sich vereinigt. Das "Zusammenspiel" beider Aspekte ist aus Figur 2.4-3 ersichtlich. Es repräsentieren hierbei die Segmente

- Phase planen (Symbol "a")
  (Strukturieren der Aktivitäten, Aufstellen der Einsatz-, Zeit- und
  Terminpläne, Abstimmung des Budgets, Bereitstellen der für die nach-
  folgende Phase benötigten Ressourcen)
- Phase überwachen (Symbol "b")
  (Ressourceneinsatz, Zeit- und Terminpläne, Budget, Projektfortschritt)
- Information und Entscheidung (Symbol "c")
  (Review, Vorbereiten der Information und Entscheidung, Information der
  Abstimm- und Entscheidungsinstanzen sowie nachfolgender Arbeitsgruppen)

die Planungs- und Steuerungstätigkeiten, welche zur Organisation und Führung der Lösungserarbeitung, d.h. zur Abwicklung der sieben Phasen

- Initialisierung,
- Analyse,
- Definition,
- Realisierung,
- Einführung,
- Benutzung,
- Abschluß

erforderlich sind. In der Folge werden die einzelnen Phasen des Problemlösungsprozesses im Überblick vorgestellt. Spezifische Aspekte der Entwicklung von MDV-Systemen werden im nachfolgenden Kapitel 3 behandelt;
auf die Organisation und Führung des Problemlösungsprozesses wird in
Kapitel 5 eingegangen.

<u>Phasenschema</u>

Die in Figur 2.4-3 abgebildete phasenorientierte Abwicklung des Problemlösungsprozesses stellt sich im Sinne der vorgenannten Ausführungen wie
folgt dar.
Projekte dürfen nicht "auf Zuruf", sondern nur mit Genehmigung zuständi-
ger Instanzen (Auftraggeber, Entscheidungsinstanzen) starten. Zunächst
ist daher im Rahmen der Phase "Initialisierung", ausgehend von der Projektidee, welche den eigentlichen Anstoß zur Projektabwicklung darstellt,
ein Projektantrag resp. eine Durchführbarkeitsstudie zu erarbeiten. Um
eine Vorstellung über Aufgabenstellung, Realisierbarkeit, Environment
und Umfang des geplanten Projekts zu gewinnen, wird dazu gegebenenfalls
eine grobe, punktuelle Voruntersuchung durchgeführt.

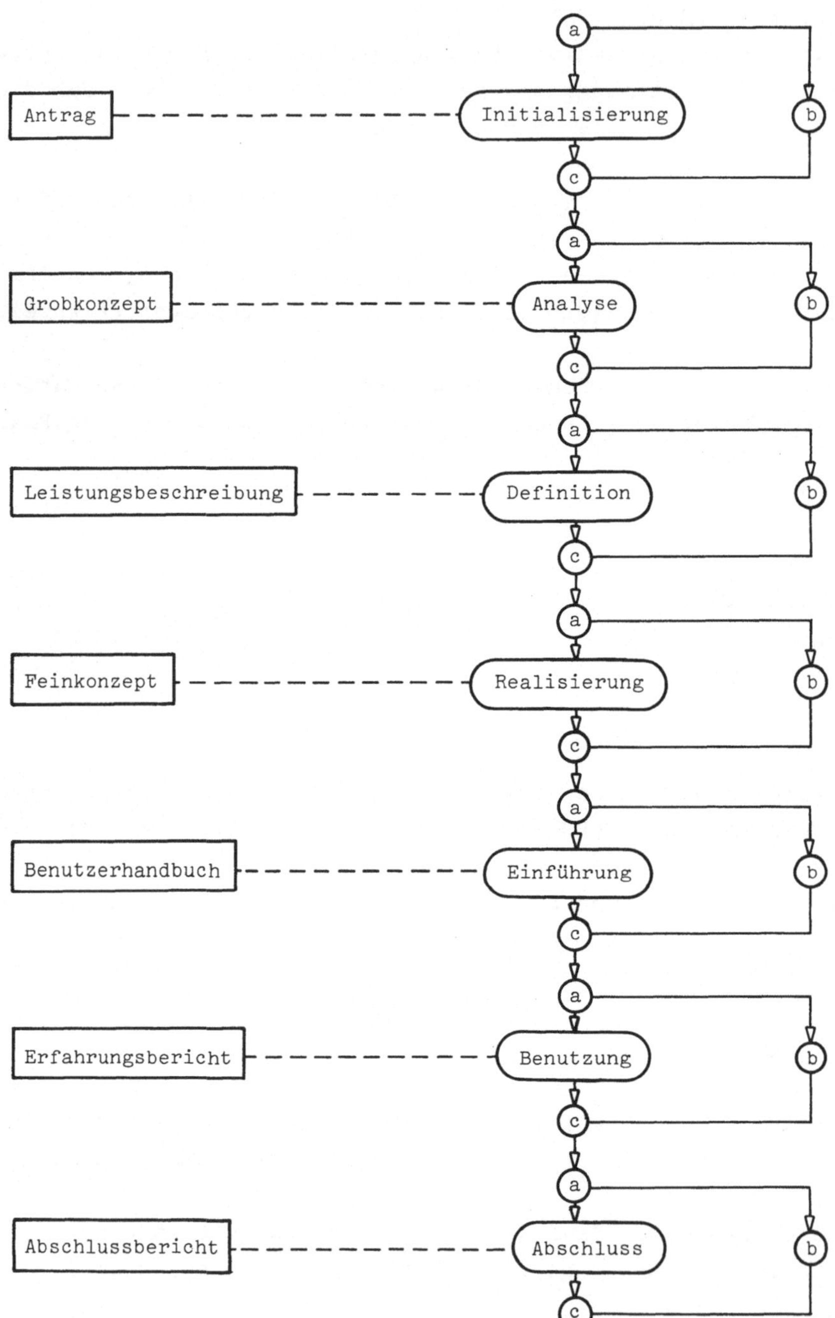

<u>Figur 2.4-3</u> Phasengliederung und Meilensteinberichte für die Abwicklung von Organisationsprojekten im Gesundheitswesen. Symbolik: a = Phase planen, b = Phase überwachen, c = Information und Entscheidung.

Detaillierte Angaben eines Projektantrages sind der Checkliste in Figur
2.4-4 zu entnehmen, woraus sich unmittelbar die erforderlichen Aktivitäten ableiten lassen. Anhand des Projektantrages kann die für das Projekt
verantwortliche Entscheidungsinstanz (siehe Abschnitt 5.1) bezüglich der
weiteren Vorgehensweise alternative Entscheidungen treffen:

- Genehmigung des Projektantrages,
- Genehmigung von Teilen des Projektantrages,
- Ablehnung des Projektantrages (führt zur Ein- evtl. Zurückstellung des
  Projekts),
- Änderung der Aufgabenstellung (löst evtl. eine neue Voruntersuchung
  aus und führt zur Änderung des Projektantrages).

Wird über den Projektantrag positiv entschieden, so sind die technischen
und organisatorischen Voraussetzungen für die Projektabwicklung zu schaffen. Sie umfassen die

- Übernahme des Projektantrages durch das Ausführungsgremium und Bereitstellung aller benötigten Ressourcen,
- Institutionalisierung der Projektinstanzen (siehe Abschnitt 5.1),
- Schaffung der Infrastruktur (Räume, Büroausstattung, Organisationsmittel, Hardware),
- endgültige, alle Beteiligten verpflichtende Klarstellung des Projekt-
  zieles und Durchführungskonzeptes hinsichtlich Umfang, Zeitplan und
  einzusetzender Ressourcen,
- Durchführung eines "Kick off-Meetings"
  (Projektziele, Zuordnung von Verantwortlichkeiten, Führungsstil, Dokumentationsrichtlinien, Berichtslegung und allgemeine "Spielregeln" werden zwischen Projektleiter und Team besprochen),
- Planung der Aufbau- und Ablauforganisation des Projektes.

Inhalt der "Analysephase" ist die Konkretisierung der im Projektantrag
formulierten Ziele, die Analyse der Aufgabenstellung sowie des vorgefundenen Ausgangszustandes, die Gegenüberstellung der im Ausgangszustand
erfüllten und der gewünschten Funktionen sowie die Erarbeitung einer groben Sollkonzeption der Problemlösung (Meilensteinbericht Grobkonzept).
Im Anschluß an die Analysephase erfolgt eine Beurteilung des Grobkonzeptes durch die Entscheidungsinstanzen, welche über Abbruch des Projektes,
Rückverweis in die Analysephase oder Fortsetzung der Arbeit in der nachfolgenden "Definitionsphase" befindet.

1   Allgemeine Angaben
    1.1   Antragsteller
    1.2   Projektausführende Stelle (Anschrift, Rechtsform, Sat-
          zung, Organigramm, Ansprechpartner, Buchhaltung)
    1.3   Leitung des Projektes

2   Fachliche Beschreibung des Projektes
    2.1   Arbeitstitel
    2.2   exakte Aufgabenabgrenzung (Zielsetzung)
    2.3   zu erwartender Nutzen (Einnahmen, direkte und indirekte
          Einsparungen, Umwegrentabilität, immaterielle Vorteile)
    2.4   allgemeiner Stand der Technik auf dem Arbeitsgebiet (vor-
          handene Lösungen, Kontaktprojekte)
    2.5   vergleichbare Problemlösungen und bereits vorhandene Vor-
          arbeiten.
          Eine kritische Sichtung aller vergleichbaren Problemlösun-
          gen - soweit erreichbar - ist unverzichtbar. Gegebenenfalls
          sind Übernahmebedingungen und entsprechende Maßnahmen und
          Vorkehrungen zu diskutieren. Soweit Kauf oder Miete infrage
          kommen, müssen vergleichende Kosten-Nutzen-Analysen gegen-
          über der Eigenentwicklung angestellt werden.
    2.6   Auswirkungen auf die vorhandene Aufbau-/Ablauforganisation
          (eines Gesundheitssystems)
    2.7   eventuelle Förderungswürdigkeit und Förderungsnotwendigkeit

3   Abwicklung
    3.1   Phasenplan, Meilensteinplan, Netzplan
    3.2   generelle Auflagen für die Projektentwicklung (z.B. bezüg-
          lich innerbetrieblicher Rücksichten, Datenschutz, Integra-
          tion existierender Verfahren)
    3.3   zeitliche Randbedingungen für die Realisierung, welche Ein-
          fluß auf die personelle Besetzung haben
    3.4   Projektstruktur (beteiligte Instanzen)
    3.5   Regelung der Berichtslegung
    3.6   Eigenleistungen (bei Förderung)
    3.7   Budgetverwaltung

4   Aufwand
    4.1   Personalausgaben
    4.2   sächliche Verwaltungsausgaben (Kopie-, Druckkosten, Dienst-
          reisen, Raummieten usw.)
    4.3   Investitionen (mit Begründung)
    4.4   eventuell bei anderen Stellen beantragte Mittel
    4.5   Personalbedarfsplan (Organigramm, Stellenbeschreibung, be-
          teiligte Fachabteilungen und ihre Vertreter für die einzel-
          nen Projektphasen)
    4.6   bereits vorhandene Ressourcen

5   Abschätzung von Risiken
    5.1   Technisches Realisationsrisiko
    5.2   Verwertbarkeitsrisiko
    5.3   Zeitrisiko
    5.4   Aufwandsrisiko

6   Fixierung von Annahmen, die den Schätzungen von Aufwand und Nut-
    zen zugrunde liegen

<u>Figur 2.4-4</u>   Checkliste zur Beschreibung eines Projektantrages.

Die "Definitionsphase" umfaßt im wesentlichen die schrittweise Erarbeitung des Detaildesigns der Problemlösung, was in der englischen Fachliteratur als "Requirements Definition" bezeichnet wird. Nach Abschluß der Definitionsphase wird von der Entscheidungsinstanz der Entschluß für die Realisierung der Problemlösung gefaßt, das ausgearbeitete Konzept zur Überarbeitung zurückgewiesen, oder aufgrund von Schwierigkeiten auf die Realisierung verzichtet und der Problemlösungsprozeß abgebrochen. Gegebenenfalls sind einzelne Teile der Problemlösung erneut dem Designprozeß zu unterziehen, weil etwa die erzielten Ergebnisse den gestellten Anforderungen nicht genügten oder von falschen bzw. eingeschränkten analytischen Voraussetzungen ausgegangen wurde. Insofern besteht zwischen den Phasen Analyse und Definition eine Rückkopplung.

In der nächsten Phase, der "Realisierung", wird die Problemlösung erstellt, getestet und der Abschlußzustand finalisiert. In ähnlicher Weise wie vor der Realisierungsphase, werden anschließend die Fortschritte der Projektarbeit durch die Entscheidungsinstanz überwacht und gesteuert.

Durch die Übergabe der Problemlösung an den Auftraggeber, Schulung des Anwenders und Nachbesserung wird die "Einführungsphase" charakterisiert. Zu Beginn der Einführung müssen selbstverständlich entsprechende Kriterien zur Beurteilung der Problemlösung festgelegt und von der Entscheidungsinstanz genehmigt sein. Insbesondere kann damit bei etwaigem Personalwechsel - z.B. bei einer gutachtlichen Beurteilung des Projektes - eine Kontinuität der Bewertungsmaßstäbe sichergestellt werden. Auch nach dieser Phase tritt die Entscheidungsinstanz in Funktion und steuert den Projektablauf, indem die Problemlösung zur Benutzung freigegeben, bestimmte Teile der Einführung wiederholt werden oder Modifikationen der Problemlösung notwendig sind. Die Entscheidungssituation über die Fortführung der Projektabwicklung nach den Phasen Realisierung und Einführung verdeutlichen, daß unter Umständen eine realisierte oder bereits eingeführte Problemlösung nicht in die nachfolgende Benutzungsphase gelangt; beispielsweise weil die Problemlösung aufgrund neuerer Erkenntnisse, besserer Verfahren oder Umweltveränderungen überholt erscheint.

Die "Benutzung" stellt die entscheidenste Phase des Problemlösungsprozesses dar. Durch den Einsatz der Problemlösung soll insbesondere die Erfüllung der im Projektantrag niedergelegten Ziele an Hand der zuvor definierten Beurteilungskriterien nachgewiesen werden. Im Hinblick darauf kommt dem Sammeln und Auswerten aller Erfahrungen zum Betrieb und Nutzen der Problemlösung zentrale Bedeutung zu. Auf dieser Entscheidungs-

grundlage ist dann darüber zu befinden, ob die Problemlösung noch weiter
benutzt, modifiziert oder außer Dienst gesetzt und gegebenenfalls im
Hinblick auf einen weiteren Einsatz bereitgehalten werden soll.

In der "Abschlußphase" läßt sich die Projektgruppe nach erfolgreicher Beurteilung der Problemlösung und Vorlage eines Abschlußberichtes von der
Verantwortung entlasten. Hierzu unterzeichnet das Auftragsgremium eine
Abnahmebestätigung.
Je nach Umfang und Bedeutung eines Projektes kann der Abschlußbericht
mehr oder weniger ausführlich sein. Er faßt alle für die Projektabwicklung wesentlichen Fakten sowohl sachlicher als auch organisatorischer
Art nochmals zusammen. Ergänzend dazu wird in einer Abschlußrechnung Rechenschaft über die je Phase verbrauchten Ressourcen abgelegt. Die Gliederung des Abschlußberichts könnte somit etwa entsprechend dem Vorschlag
in Figur 2.4-5 aufgebaut sein. Die Abschlußphase endet mit der

- Auflösung der Projektgremien,
- evtl. Rückgliederung der Projektmitglieder in die ursprüngliche Linienorganisation,
- Übergabe der gesamten Dokumentation an das Auftragsgremium,
- Erstellung eines Projektabschlußberichtes.

```
1  Ausgangslage
2  Allgemeiner Wissensstand auf dem Arbeitsgebiet
3  Projekt
   3.1  Titel
   3.2  Ziele
   3.3  Voraussetzungen, unter denen das Projekt durchgeführt
        wurde (finanziell, personell, institutionell, metho-
        disch)
   3.4  Abwicklung (phasenbezogene Zeit- und Aktivitätenpläne)
4  Problemlösung
   4.1  Arbeitsergebnisse
   4.2  Bewertung und Erfahrungsbericht
5  Projekttagebuch (chronologische, tabellarische Auflistung
   der für das Verständnis des Projektablaufes wichtigen Mei-
   lensteine und Ergebnisse)
6  Verzeichnis der im Projektzeitraum erschienenen Veröffent-
   lichungen und Meilensteinberichte
7  Zusammenfassung
```

Figur 2.4-5 Inhalte eines Projektabschlußberichtes.

3 Systementwicklung

Im nachfolgenden Kontext liegt der inhaltlichen Interpretation des Problemlösungsprozesses die Entwicklung, Realisierung, Einführung und Benutzung eines medizinischen Datenverarbeitungssystems als Projektgegenstand
zugrunde. Die vorhergehenden generalisierenden Ausführungen zur Projektabwicklung werden nunmehr hinsichtlich der für die Entwicklung von medizinischen Datenverarbeitungssystemen charakteristischen Designkriterien
präzisiert.

Medizinische Datenverarbeitungssysteme (MDV-Systeme)

Üblicherweise läßt sich ein System durch eine gedanklich abgrenzbare,
organisierte Menge von logischen und physikalischen Elementen beschreiben, die gewisse Eigenschaften besitzen und durch gewisse Relationen miteinander verknüpft sind. Die strukturellen und funktionalen Eigenschaften eines (medizinischen) Datenverarbeitungs- und Informationssystems
werden demnach festgelegt durch:

- die zu erfassenden, zu speichernden, zu verarbeitenden und zu übermit-
  telnden administrativen und medizinischen Daten,
- die Menge seiner Funktionen,
- das eingesetzte Trägersystem (Hard-, Software).

Mithin stellt ein MDV-System eine nach Art, Inhalt und Umfang abzugren-
zende Organisationsform der Datenverarbeitung zur Unterstützung der administrativen und medizinischen Handlungsabläufe - insbesondere der informationsverarbeitenden Prozesse - in einem Gesundheitssystem dar, in
dem die maschinelle Erfassung, Wertung, Speicherung, Verwaltung und Auswertung administrativer und medizinischer Daten nach definierten Algo-
rithmen erfolgt.

3.1 Analyse

Die Entwicklung eines MDV-Systems beginnt üblicherweise mit einer Istanalyse des zu unterstützenden Gesundheitssystems. Die Gegenüberstellung
der aus den Projektzielen abgeleiteten Anforderungen an das MDV-System
sowie den Resultaten der Istanalyse führt zur Systemkritik (Schwachstel-
lenkatalog). Systemkritik, die vom Anwender gewünschten Eigenschaften

des MDV-Systems und die für das Gesundheitssystem relevanten gesetzlichen Grundlagen bilden dann die Ausgangssituation zur Erarbeitung einer groben Sollvorstellung der Systemkonzeption, welche als Meilensteinbericht "Grobkonzept" dokumentiert wird.

Projektziele

Die Ziele des Projektantrages enthalten entweder Auflagen an das zu entwickelnde MDV-System (Systemziele) oder an die Vorgehensweise (Vorgehensziele). Zunächst müssen alle Ziele in Abstimmung mit dem Auftraggeber auf Vollständigkeit überprüft, gewichtet (Definition von Primär- und Sekundärzielen), verfeinert und operationalisiert, d.h. qualitativ und quantitativ (Zielerreichung ist meßbar!) beschrieben werden. Durch die stufenweise Zerlegung der Primärziele gelangt man zu einer hierarchischen Struktur des Zielkataloges. Jedes Teilziel stellt dann eine Maßnahme zur Erreichung des ihm übergeordneten Hauptzieles dar. Für den Vollzug dieses Strukturierungsprozesses ist das Wissen um die technologischen Zweck-Mittel-Beziehungen unerläßlich, die geeignet sind, die geforderten Ziele zu erreichen.

Istanalyse

Die Entwicklung attraktiver MDV-Systeme setzt nicht nur eine gründliche Kenntnis der verfügbaren Technologien, des Anwendungsfaches, der Befürchtungen und Erwartungen der beteiligten Anwender, sondern auch der Aufbau- (Personal, apparative Ausstattung, räumliche Konfiguration) /26/ und Ablauforganisation (Funktionen, Daten, Formulare, Informationsfluß) des zu unterstützenden Gesundheitssystems voraus. Die Notwendigkeit wird bedingt durch die Erkenntnis, daß kein System gelenkt oder kontrolliert werden kann, welches nicht verstanden wird. Jeder Entwicklung eines MDV-Systems muß daher eine gründliche Analyse und Dokumentation des "Vor-EDV-Zustandes" vorausgehen. Diese Istanalyse gilt als der kostspieligste Teil einer komplexen Planung. Zudem veralten ihre Ergebnisse schnell, so daß sie nur in einem solchen Umfang durchgeführt werden sollte, wie es für die Entwicklung des Grobkonzeptes erforderlich erscheint. Ihre Zielsetzung umschreibt REICHERTZ /82/ wie folgt: "Bei dem zunächst tastenden Einsatz systemanalytischer Beschreibungen darf mit wachsendem Umfang des methodischen Arsenals nicht von dem Fehlschluß ausgegangen werden, daß die Aufstellung von Mengengerüsten oder die Aufzählung von Attributen an sich die Qualität eines systemanalytischen Ansatzes ausmacht. Istanalysen und Mengengerüste sind erforderlich, lassen sich aber je nach den Ausgangsvoraussetzungen mit unterschiedlicher Aussagekraft erstellen. Attribute können in langen Beschreibungen aufgezählt, aber nach unterschiedlichen Gesichtspunkten klassifiziert werden. Wichtig bei dem systemanalytischen Ansatz ist die Erkennung der Zielfunktion des Systems, der Darstellung der hierzu führenden Schritte und das Messen existierender Verfahren...", dies aber weniger zur Beschreibung des Zustandes als aus dem Motiv der Suche nach Einflußmöglichkeiten, um als sinnvoll erkannte Veränderungen mit den Methoden der Datenverarbeitung zu erreichen. "Nicht, was der Abteilungsleiter über seine Abteilung erzählt gilt - Mitarbeiter an der "Front" müssen befragt, Einzelbeispiele beobachtet und insbesondere die Frequenz von Fehlern, Systemabweichungen und Improvisationen festgestellt werden" /29/. Häufig müssen Istanalysen auch in einem passiven oder gar ablehnenden "Milieu" realisiert werden, was den Wert der Ergebnisse entscheidend beeinträchtigen kann. Negativ kann sich auch die Tatsache auswirken, daß die Istanalyse von wenig motivierten Analytikern (z.B. fehlendes Verständnis für die Anwenderprobleme) durchgeführt wird.

Zur Anwendung kommen bei der Istanalyse Verfahren wie /15, 19, 110, 115, 116, 130/:

- ABC-Analyse,
- Ablaufanalyse,
- Black-Box-Methode,
- Dauerbeobachtung,
- Dokumentenanalyse,
- Fragebogen,
- Funktionsnetzdarstellung,
- Interview,
- Kommunikationsanalyse,
- Regelkreis,
- Selbstaufschrieb,
- Sensitivitätsanalyse,
- Strukturierungstechnik,
- Warteschlangenanalyse.

Es ist wichtig darauf hinzuweisen, daß keine der hier genannten Techniken so beschaffen ist, daß deren alleinige Resultate eine vollkommene abgeschlossene Systemanalyse ausmachen. Diesen Nachteil kompensiert man

deshalb weitgehend durch die Kombination verschiedener Techniken. Zur
Auswahl der zweckmäßigsten können etwa folgende Merkmale herangezogen
werden:

- Art des Ausgangssystems,
- Art der gewünschten Untersuchungsergebnisse,
- Verfügbare Kapazitäten an Personal, Zeit und Finanzen,
- Erforderlicher Genauigkeitsgrad,
- Aufwand zur Realisierung der Technik,
- Zeitliche und psychologische Belastbarkeit des zu analysierenden Ge-
  sundheitssystems.

Gesetzliche Grundlagen

Die Verarbeitung medizinischer Daten in MDV-Systemen wirft sofort Fragen nach der Sicherstellung der ärztlichen Schweigepflicht und Gewährleistung einschlägiger gesetzlicher Bestimmungen (z.B. Datenschutzgesetz)
auf. Bei der Konzeption des MDV-Systems sind deshalb auch Aspekte rele-
vanter Gesetzesgrundlagen, innerbetrieblicher Verwaltungsvorschriften,
Vereinbarungen und Gewohnheitsrechte von Mitarbeitern zu berücksichtigen. Gegebenenfalls ist darzulegen, inwieweit diese Bestimmungen die
Problemlösung restriktiv resp. bei interpretativer Neufassung, begünstigen könnten.

Anforderungen der Systemanwender

Die Anforderungen (z.B. Reaktionszeiten des MDV-Systems beim Dialogbe-
trieb, erforderlicher Genauigkeitsgrad und Aktualität der Datenbasis,
Back-up-Verfahren, Systemverfügbarkeit) der Anwender an die Eigenschaften des MDV-Systems sind möglichst objektiv zu erfassen (z.B. Interview,
Fragebogen). Dabei sollte man es vermeiden, die befragten Anwender so
zu beeinflussen, daß ihre Wünsche den eigenen Vorstellungen und den
technischen Möglichkeiten entsprechen. Alle Anforderungen der Anwender
werden nach inhaltlichen resp. verfahrensorientierten Aspekten strukturiert und in die Kategorien notwendig ("need to have") und wünschens-
wert ("nice to have") klassifiziert. Sie dienen als Vorgaben für die Erarbeitung des Systemdesigns.

<u>Grobe Sollvorstellung</u>

Mit Hilfe von Ideenfindungstechniken /13, 75, 115, 116/

- Brainstorming,
- CNB-Methode,
- Delphi-Methode,
- Methode 635,
- Pro- und Kontra-Spiel,
- Rollenspiel,
- Synektik,
- Utopienspiel,

unter Berücksichtigung der Systemkritik sowie der vorgegebenen Anwender-
forderungen und der relevanten Gesetzesgrundlagen entwickelt der Designer eine grobe Sollvorstellung. Sie läßt die strukturelle und funktionale "Architektur" des MDV-Systems ansatzweise erkennen. Bei diesem Prozeß wird ein ganzes Spektrum hypothetischer Lösungsansätze formuliert,
an denen dann nach Wirtschaftlichkeits- und Realisierbarkeitsaspekten
vom Designer - gegebenenfalls auch von der Entscheidungsinstanz - die zu
favorisierende Verfahrensvariante ausgewählt wird.

3.2 <u>Definition</u>

Gegenstand der Definitionsphase ist die "was-orientierte" Konkretisierung der groben Sollvorstellung hinsichtlich der

- Funktionen,
- Daten und
- physischen Umgebung (Schnittstellen, Trägersystem)

des MDV-Systems, welche im Meilensteinbericht "Leistungsbeschreibung"
niedergelegt wird. Die bei diesem Designprozeß gedanklich zu vollziehende strenge Trennung des "was" vom "wie" erleichtert die Klärung der Sachverhalte. Sie bietet den Vorteil, daß man sich im konzeptionellen Stadium
noch nicht mit organisatorischen Ablaufüberlegungen oder datenverarbeitungstechnischen Details befassen muß, was die zu vollziehende Abstimmung
mit dem Anwender erleichtert.

Funktionen

Zunächst ist festzulegen, welche Funktionen oder Teilfunktionen des MDV-Systems automatisiert werden sollen und welche automatisiert werden können. Aus vielfältigen Gründen ist nach MÖHR /70/ die Auswahl des Funktionsspektrums für die damit unmittelbar befaßten Personengruppen, die Anwender und Designer, problematisch.

Zunächst sind beide Fragen nicht unabhängig voneinander abzuklären. "Verfügbare technische Lösungen können die Automatisation eines Verfahrens nahelegen, auch wenn das zunächst nicht erforderlich erscheint. Andererseits kann die Automatisation gewisser Schlüsselfunktionen bedingen, daß primär nicht vorhandene technische Lösungen gefunden werden" /70/. Weiterhin sind die Fragen nicht ausschließlich allein vom Standpunkt eines Anwenders oder eines technischen Spezialisten aus zu beantworten /70/. Insbesondere können die Empfehlungen oder Forderungen von Ärzten fehlleiten, weil sie oft nur beiläufige Benutzer des resultierenden MDV-Systems sind, das weitaus intensiver von Schwestern, Sekretärinnen, Arzthelferinnen oder anderen Mitarbeitern des Gesundheitssystems angewandt wird /70/. "Im übrigen trifft man gerade in der Medizin immer wieder auf dogmatisch vertretene Verfahrensempfehlungen (z.B. Schulmeinungen), deren begrenzter Wert erst beim Versuch ihrer Automatisation offenbar wird" /70/.

"Schließlich können Anwender wie auch Systementwickler überfordert sein, da sich insbesondere psychologische Konsequenzen von DV-Projekten anfangs nicht ausreichend überblicken lassen und sich politische, finanzielle und juristische Voraussetzungen ändern können. Besonders hinsichtlich der psychologischen Konsequenzen resultieren aus der unterschiedlichen Berufssituation von Ärzten und Systemdesignern Probleme: Während die Erstellung des MDV-Systems für den Designer Erfüllung und Bestätigung seiner beruflichen Situation bedeutet, kann es für den Arzt und seine Mitarbeiter eine Bedrohung der beruflichen Rolle darstellen, wenn wesentliche Inhalte der bisherigen Tätigkeit automatisiert werden" /70/.

"Die Unsicherheit hinsichtlich der Funktionsauswahl hat aber noch eine andere wesentliche Ursache, die zu einer unterschiedlich großen Restunsicherheit führt, unabhängig von der Gründlichkeit der durchgeführten Analyse. Diese Restunsicherheit kommt daher, daß das unterstützte System durch die Automatisation verändert wird, und folglich andere Reaktionen zeigt als das ursprüngliche. Dies veränderte System gilt es aber zu optimieren. Seine Kenntnis setzt aber die Einführung der Automatisation voraus. Die einzige Möglichkeit zur Lösung dieses Problems liegt in einem iterativen Vorgehen bei der Entwicklung" /70/.

<u>Daten</u>

Der Einsatz der EDV in einem Gesundheitssystem setzt eine Systematisierung der zu verarbeitenden Informationen voraus. Dazu ist es zunächst
erforderlich, die Informationsvariablen, welche für die funktionell ab-
grenzbaren und auf die Aufgabenerfüllung des Gesundheitssystems bezoge-
nen Informationsvorgänge die rechtlich möglichen Elemente sind, zu beschreiben. Mögliche Informationsvorgänge sind dabei die Gesamtheit der
Mengen der Eingänge, der Eigenerhebungen, der Verarbeitung, der Speicherung und der Übermittlung personenbezogener Informationen. Mit Rücksicht
auf die EDV-Planungen legt ein solcher "Informationskatalog" die Maxi-
malmenge der Elemente aller möglichen Informationsvorgänge fest. Er soll
die weitere Abstimmung, bei der die Informationsbedürfnisse der beteiligten Kommunikationspartner zu berücksichtigen sind, vorbereiten und
einleiten.
Eine inhaltliche und formale Fortschreibung des Informationskataloges
stellt das "Informationslexikon" dar. Es handelt sich dabei um eine detaillierte Beschreibung jeder Informationsvariablen mit Angabe der entsprechenden Rechtsgrundlagen für die Rechtmäßigkeit der Zugehörigkeit
der Elemente zu den betreffenden Informationsvorgängen. Insbesondere
geht es dabei um die notwendige Bedingung der Rechtmäßigkeit eines In-
formationsvorganges und die konzeptionellen Vorarbeiten zum Systemdaten-
schutz. Figur 3.2-1 zeigt dazu ein entsprechendes Beschreibungsschema.
Informationskatalog, Informationslexikon sowie ein Verzeichnis der ver-
wendeten Schlüsselsysteme und Forderungen an die Datenorganisation (Da-
tenverwaltung, Datenstrukturierung, Datensicherung, Datenschutz) ergänzen die datenmäßigen Aspekte der Leistungsbeschreibung.

Die hierarchisch strukturierte Aufbereitung definierter Funktionen des
MDV-Systems (Funktionsstruktur) charakterisiert lediglich seine funktionalen Eigenschaften. Sie läßt noch keine Aussage darüber zu, welche integrativen Beziehungen, d.h. datenmäßigen Kopplungen zwischen den einzelnen Funktionen und der Systemumwelt bestehen. Diese können auf der Basis des Informationskataloges durch Datenflußpläne, PETRI-Netze, HIPO-
Diagramme /52/ oder Funktionsmodelle veranschaulicht werden.

<u>Trägersystem</u>

Designkriterien an ein MDV-System haben sich nicht nur an den funktionalen und datenmäßigen Anforderungen auszurichten, sondern sind auch von

der physischen Umgebung (Gesundheitssystem) des MDV-Systems abhängig.
Sie beeinflußt im wesentlichen die Schnittstellenkonventionen (Inhalte
und Verfahren zum Informationsaustausch mit externen Kommunikationspartnern), die strukturelle (z.B. dezentrale oder zentrale Konfiguration)
Ausprägung und kapazitive Auslegung (z.B. Peripherie, Speichergröße) des
Trägersystems. Als Trägersystem werden in diesem Zusammenhang die Komponenten zur hard- und softwaretechnischen Realisierung des MDV-Systems
aufgefaßt.

<u>Informationsbezeichnung</u>
Name der Informationsvariablen (ggf. zusätzlich eine Abkürzung)
entsprechend der Benennung im Informationskatalog einschließlich
einer zur Identifikation vergebenen Laufnummer.

<u>Informationsinhalt</u>
Beschreibung des Informationsinhalts, ggf. mit Ausprägungen oder
Verweis auf ein Schlüsselverzeichnis.

<u>Verwendung</u>
Verwendung der Informationsvariablen im Betriebsablauf mit entsprechender Begründung.

<u>Entstehung</u>
Angabe der Stelle/Einrichtung, welche diese Informationsvariable
(Sekundärinformation) an das Gesundheitssystem übermittelt und
dem Anlaß, zu dem die Übermittlung erfolgt.
Bei Eigenerhebung (Primärinformation) ist der Arbeitsplatz, die
Erhebungsvorschrift und der Anlaß anzuführen.

<u>Speicherung</u>
Dauer der Informationsspeicherung mit entsprechender Begründung
(Rechtsvorschrift zur Bezeichnung der gesetzlichen oder gesetzlich zugelassenen Aufgabe); Angabe der internen Zugriffsberechti-
gung.

<u>Übermittlung</u>
Stelle/Einrichtung, an welche das Gesundheitssystem diese Informationsvariable übermittelt; Anlaß, bei dem die Weitergabe erfolgt sowie Angabe der Rechtsgrundlage (Rechtsvorschrift zur Bezeichnung der gesetzlichen oder gesetzlich zugelassenen Aufgabe).

<u>Figur 3.2-1</u> Beschreibungsschema Informationslexikon.

3.3 <u>Realisierung</u>

Die Aktivitäten der Realisierungsphase sind charakterisiert durch die
Beschaffung (Ausschreibung, Entscheidung, Vertragslegung, Installation,
Abnahme) des Trägersystems und der Erstellung und Testung des MDV-Systems. Dies setzt zunächst eine weitere Konkretisierung und Detaillierung (Top-down-Prinzip) der Funktionsstruktur voraus. Insbesondere

sind im Zuge dieser Detailorganisation als Vorstufe zur hard- und softwaretechnischen Realisierung die Teilfunktionen weiter in Programmoduln
zu untergliedern, und entsprechend den Merkmalen

- Aufgabenstellung,
- Datenflußplan,
- Ein-/Ausgabeformate,
- Aufbau von Bildschirmmasken,
- logische und formale Prüfungen,
- Programmverarbeitung (Ablaufplan, Struktogramm),
- Testdaten,
- Programmeldungen usw.

zu beschreiben (Programmvorgabe, Programmdokumentation). Darüber hinaus
sind Aspekte

- des Datenschutzes,
- der Datensicherung,
- des Wiederanlaufs,
- der Rechenzentrumsorganisation (RZ-Handbuch)

und insbesondere

- der Datenorganisation (Relationsbeschreibungen, Mengengerüste, Testda-
  tenbasis)

zu berücksichtigen. Auf weitere Details der softwaretechnischen Realisierung (z.B. Erstellung eines Testkonzeptes) sei hier aus Platzgründen
nicht weiter eingegangen. Näheres hierzu findet sich beispielsweise in
den Arbeiten /29, 42, 43, 45, 77, 102, 115, 123/.
Das Ergebnis sämtlicher obengenannter Aktivitäten ist Bestandteil des
Meilensteinberichts "Feinkonzept" und bildet die Vorgabe für die softwaretechnische Realisierung des MDV-Systems.

3.4 Einführung

Voraussetzung für eine kritische Bewertung des MDV-Systems ist seine Einführung in die routinemäßigen Handlungs- und Funktionsabläufe des Gesundheitssystems. Infolgedessen ist der "Vor-EDV-Zustand" durch eine erneute

Istanalyse zu dokumentieren, um "Vorher/Nachher-Effekte" bewerten zu können.

Sofern die softwaretechnische Realisierung auf einem separaten Trägersystem (Entwicklungshardware) durchgeführt wurde, um etwa den Routinebetrieb nicht in unzumutbarer Weise zu belasten, ist die erforderliche Hardware für das Anwendersystem zu beschaffen und infrastrukturelle räumliche Ergänzungen (z.B. Stromversorgung) in Absprache mit dem Eigentümer/Vermieter der entsprechenden Räumlichkeiten vorzunehmen. Der Anwender ist durch Schulungsmaßnahmen (und geeignete Benutzerhandbücher) rechtzeitig vorher mit der Handhabung des realisierten MDV-Systems vertraut zu machen. Nur so ist er in der Lage, es mit maximaler Effizienz während der vorgesehenen Einsatzdauer zu betreiben.

Beispielsweise empfiehlt sich eine gestufte Einführung der EDV-Verfahren über die Anwendung von rechnerunabhängigen (Back-up) Verfahren. Back-up-Verfahren stützen sich auf einfache Organisationsmittel (z.B. Papier und Bleistift) und treten üblicherweise bei Ausfall des EDV-Verfahrens in Kraft. Der Anwender wird so langsam an eine gewisse standardisierte Arbeitsweise gewöhnt, wie sie die Einführung von EDV-Systemen voraussetzt und auf die Handhabung des EDV-Verfahrens vorbereitet. Dem Designer gestattet das eventuell bereits zur Realisierungsphase eingeführte Back-up-Verfahren die Erfassung und Analyse der Reaktionen des Gesundheitssystems nach denen dann Design und Einführung des MDV-Systems geplant werden können. Verschiedene Realisierungsalternativen (z.B. im Bereich der Datenerfassung) lassen sich modellhaft entwickeln, werden dadurch erst diskutierbar und können mit den Anwendern abgestimmt werden. Aufgrund der Testergebnisse ist dann zu entscheiden, welche der realisierten Verfahrensalternativen für die Einführung favorisiert wird. Schwachstellen der Problemlösung oder Änderungswünsche der Anwender werden so schnell erkennbar und können noch vor der eigentlichen Einführung des MDV-Systems beseitigt werden.

Jedoch hüte man sich davor, die Einführung des Systems zu überstürzen, denn seine Wirksamkeit hängt weitgehend von einer korrekten Handhabung ab. In diesem Zusammenhang sei auf die Tatsache hingewiesen, daß jedes MDV-System aufgrund der ersten im praktischen Einsatz gemachten Erfahrungen des Anwenders beurteilt wird. Dabei werden dann häufige Mängel, die von einer schlecht vorbereiteten Benutzerschulung herrühren, als Systemmängel ausgelegt, was zum Verlust der Anwendermotivation führen kann. Neben einer sorgfältigen Schulung müssen daher während der Einführung ausreichende personelle Kapazitäten für die Bearbeitung von Anwenderwünschen und Beschwerden - die meistens auf Mißverständnissen oder

mangelnder Einsicht beruhen - zur Verfügung stehen. Denn von besonderer
psychologischer Wichtigkeit ist, daß - insbesondere im Rahmen der Einführungsphase - auf jeden Änderungswunsch und aufgetretenen Software-
fehler so rasch wie möglich reagiert und seine Behandlung dem Anwender
deutlich gemacht wird.
Die Meinungen und Kommentare, unerwünschte oder erfreuliche, dokumen-
tierte Erfahrungen, insbesondere auch psychologischer Art, dienen als
feed back für die weitere Benutzerbetreuung und die Überarbeitung des
Konzeptes zur Anwenderschulung einschließlich der Benutzerhandbücher.
Mit Abschluß der Einführung beginnt die letzte Phase der Systementwicklung: die Benutzung des MDV-Systems.

3.5 Benutzung

Eine differenzierte Bewertung des MDV-Systems ist erst möglich, wenn es
eine ausreichende Zeit - Benutzungsphase - der Routineanwendung ausgesetzt war. Diese letzte Phase der Systementwicklung beinhaltet somit neben der Beratung der Anwender, der Wahrnehmung allfällig erkannter De-
tailverbesserungsmöglichkeiten, der Pflege und Weiterentwicklung des MDV-
Systems, insbesondere die Darstellung seiner

- Effektivität und
- Effizienz

anhand zuvor zwischen wissenschaftlichem Projektmanagement und Entscheidungsinstanz abgestimmten Beurteilungskriterien.

Effektivität

Unter dem Begriff der "Effektivität" einer Maßnahme versteht man im allgemeinen den Grad der Erreichung hinsichtlich eines intendierten Ziels.
Mithin ist das MDV-System dann effektiv, wenn es zu einer Verbesserung
der medizinischen Versorgung hinsichtlich Qualität, Verfügbarkeit und
Gleichwertigkeit beiträgt.
Dieser Nachweis kann durch den Erfüllungsgrad definierter, in ihrer re-
lativen Bedeutung gewichteter und zu einem einheitlichen Index aggregier-
ten Effektivitätskriterien quantifiziert werden. Jedes Effektivitätskri-
terium wird wiederum durch einen "Indikatorset" definiert. Zum Beispiel
wird das Verfahren zur Patientenablaufsteuerung mittels der Indikatoren

"Patientenwartezeit" und "Arztleerzeit" bewertet, die bereits beim Systemdesign Berücksichtigung finden müssen. Darüber hinaus können ergänzende Angaben mit dem Instrumentarium der Istanalyse und Hardwaremonitoren (z.B. Hauptspeicherauslastung, Peripheriebelastung) gewonnen werden.

Zur Beurteilung der Qualität im Bereich der medizinischen Versorgung wurde in der Literatur ein dreidimensionaler Ansatz vorgeschlagen, der im einzelnen die Bewertung verschiedener Teileffektivitäten umfaßt:

- Strukturqualität,
- Prozeßqualität und
- Ergebnisqualität /siehe hierzu auch 59, 112, 113/.

Unter Struktur sollen im vorliegenden Zusammenhang Aspekte der Datenorganisation

- Datenqualität (Vollständigkeit, Vergleichbarkeit, Korrektheit),
- Datenlage (Verfügbarkeit, variabler Zugriff, problemorientierte Datenpräsentation, verbesserte Dokumentation)

und Eigenschaften des MDV-Systems

- Benutzerakzeptanz
- Funktionsspektrum (Vollständigkeit, Anpaßbarkeit)
- Leistungsfähigkeit (Zuverlässigkeit, Wartungsfreundlichkeit)
- Übertragbarkeit
- Portabilität (Hardwareunabhängigkeit)
- Einhaltung von Gesetzen und Vorschriften
- Systemdokumentation

verstanden werden.

Die Prozeßqualität beinhaltet die Bewertung des gesamten Betriebsablaufes. Hierzu zählen insbesondere etwa:

- Ablauforganisation
  -- Patientenablaufsteuerung
  -- Informationsfluß (Zeitverhalten, Transparenz, Protokollierung)
- Systemfunktionen
  -- administrative Auswirkungen (Arbeitsbelastung)

-- Auswirkungen auf das ärztliche Handeln
-- Handhabung.

Die Ergebnisqualität bewertet die Qualität des Zielerreichungsgrades,
d.h. das Ergebnis des medizinischen Handelns gemessen an der Zielsetzung
des Gesundheitssystems im Rahmen seiner gesetzlich festgelegten Aufgaben
unter Berücksichtigung des Einsatzes des MDV-Systems. Mögliche Kriterien
könnten sein:

- Ärztliche Qualitätskontrolle,
- Verwaltungsvereinfachung,
- Gewinnung von Statistiken und Führungsinformationen,
- Quantitative und/oder qualitative Veränderung des Leistungsgeschehens.

<u>Effizienz</u>

Die Effizienz bezeichnet den Aufwand für die Realisierung, Einführung und
Benutzung des MDV-Systems im Verhältnis zum Erfüllungsgrad der vorgenannten gewichteten Effektivitätskriterien und den heutigen Kosten des Gesundheitssystems sowie seiner Leistungsfähigkeit vor Inbetriebnahme des MDV-
Systems. Hierzu sind Verfahren wie die Nutzen-Kosten-Analyse, Nutzwertanalyse u.ä. eingeführt.
Die Auswertung der Erprobungsdaten und die gesammelten Erfahrungen (=
Summe der eingesehenen Fehler) finden ihren Niederschlag in einem "Er-
fahrungsbericht". Dieser bildet die Entscheidungsgrundlage für die Wei-
terverwendung des MDV-Systems im Sinne von Abschnitt 2.4, insbesondere
im Hinblick auf Modifikationen zur Erhöhung der Wirksamkeit und auf die
Entwicklung ähnlicher Problemlösungen.

Die Benutzungsphase endet mit Übergabe der entsprechenden Dokumentation
zur Pflege des MDV-Systems und mit der Abnahme des realisierten MDV-Systems durch den Auftraggeber.

4 <u>Environment</u>

Im folgenden werden im Überblick die speziellen Bedingungen denen Projekte im Gesundheitswesen unterworfen sind und mit denen sie sich auseinanderzusetzen haben, dargestellt. Dieses Kapitel ist hauptsächlich für Leser ohne Kenntnisse des Gesundheitswesens gedacht und soll mit dazu beitragen, Länge und Frustrationsdruck der Orientierungsphase zu vermindern /91/.

4.1 <u>Interessengruppen</u>

Zur Zeit wirken unterschiedlichste Interessengruppen an der Entwicklung von MDV-Systemen im Gesundheitswesen mit und beeinflussen die entstehenden Systemkonzepte /70/. Zum Beispiel durch die Zieldefinition von Programmen, durch die Bereitstellung von Ressourcen, die Mitwirkung in Entscheidungsinstanzen und die Mitarbeit in einschlägigen Projekten. Im einzelnen sind dies /70/:

- Anwender,
- Berufs- und Standespolitiker,
- EDV-Industrie,
- Gesundheitspolitiker,
- Medizinische Informatiker,
- Sozialversicherungsträger.

"Die wesentlichen Impulse zur Entwicklung von MDV-Systemen entspringen dem Spannungsfeld von Gesundheitspolitik einerseits sowie Berufs- und Standespolitik andererseits, das die Mittelvergabe beeinflußt. Diesen Impulsen ist die gegenwärtige Situation zu verdanken, die auch für die Industrie eine Beteiligung an der Forschung und Entwicklung attraktiv macht" /70/.

Aus Sicht der genannten Interessengruppen sind daher verschiedenste Motive ihrer Einflußnahme anzuführen wie etwa

- Kontrolle der medizinischen Versorgung,
- Verbesserung der Effektivität des Gesundheitswesens,
- Vertretung von Marktinteressen,
- Kostendämpfung im Gesundheitswesen,
- Gesundheitssystemforschung,

- Berufliche Entfaltung,
- Mitwirkung bei der Arbeitsplatzgestaltung.

Diese Interessenkonstellation ist deshalb wichtig, weil manche der bisher vorgeschlagenen Systemkonzepte offenbar zu einseitig an den von einer dieser Gruppen verfolgten übergeordneten, gesundheits-, berufs- oder marktpolitischen Zielsetzungen orientiert waren (z.B. kommerzielle Arztcomputer).

Nachfolgend sollen wesentliche Anwendergruppen im Bereich des Gesundheitswesens /40/ charakterisiert und daraus resultierende mögliche Auswirkungen auf die Projektgestaltung aufgezeigt werden. Als Anwender werden dabei die Personen bezeichnet, welche von der Einführung eines MDV-Systems unmittelbar betroffen sind, weil sie in irgendeiner Beziehung zu einem Gesundheitssystem stehen. Dabei können sie als Aktionsobjekte (Patienten) oder als Aktionssubjekte (medizinisch, medizinisch-technisches oder pflegerisches Personal) auftreten.

Patient

"Der Patient - der Kranke, aber in zunehmendem Maße auch der gesunde Mensch - ist mit seinen Bedürfnissen Ausgangspunkt und Zielobjekt aller Bemühungen der medizinischen Versorgung. Diese Tatsache, so wenig deutlich sie auch oft in einem Projekt zunächst erscheinen mag, hat eine große Bedeutung für seinen Erfolg und seine Anerkennung" /91/.
Die Patientenpopulation eines Gesundheitssystems läßt sich nicht nach eindeutigen Kriterien beschreiben, d.h. sie besitzt einen inhomogenen Charakter. Dies hat wesentliche Konsequenzen für das Design von MDV-Systemen. Beispielsweise müssen Schnittstellen über die der Patient mit dem System in Interaktion treten kann (z.B. Layout von mehrsprachigen Einladeschreiben zur Vorsorgeuntersuchung) so konzipiert werden, daß sie den unterschiedlichsten Charakteristiken der zu betreuenden Patientenpopulation Rechnung tragen. Dies setzt wiederum die Erprobung aller im Rahmen der Problemlösung erarbeiteten Verfahren an einer für das entsprechende Gesundheitssystem hinsichtlich administrativen (z.B. Familienstand, Nationalität, Beruf, Kostenträger), medizinischen (z.B. Diagnose, Patientenkarriere, Grad von Schädigung durch die Krankheit) und epidemiologischen (z.B. Geschlecht, Alter, Patientenstatus, Gesundheitsbewußtsein) Merkmalen repräsentativen Patientenstichprobe voraus /110/.

<u>Arzt</u>

Eine der wichtigsten Voraussetzungen für eine erfolgreiche Projektarbeit im Gesundheitswesen ist ein dauerhaftes Engagement interessierter
Partner. Dem Arzt kommt aufgrund seiner leitenden Position innerhalb
eines Gesundheitssystems eine wesentliche Schlüsselstellung für die Planung und Einführung von MDV-Systemen zu. Mangelnde ärztliche Akzeptanz
würde jede Projektarbeit zum Scheitern verurteilen, auch wenn diese
vielleicht von administrativer Seite intendiert und gefördert werden mag.
Es wird immer möglich sein, in speziellen Aufgabengebieten interessierte
Ärzte zu finden, die zu einer Zusammenarbeit bereit sind und diese suchen /81/. Jedoch birgt die zentrale Ausrichtung der Systementwicklung
an wenigen motivierten Personen stets die Gefahr in sich, daß die Art
der Projektabwicklung von personenbezogenen Faktoren wie Erfahrung, In-
telligenz, Kontaktfreudigkeit, Dauer der Auffassungsgabe, dem Willen zur
Mitarbeit und letztlich auch von der Gesundheit der Personen abhängig
wird. Insbesondere ist erfahrungsgemäß eine erfolgreiche Routineanwendung des entwickelten MDV-Systems vielfach dann nicht mehr möglich, wenn
diese Personen den Ort des Geschehens verlassen.
Oft besteht auch auf seiten der Ärzte die Projektvorstellung darin, für
einen eigenen, umschriebenen Bereich eine optimale Lösung zu finden, die
meist wenig Interesse an universellen Verfahren zeigt /81/. Insbesondere
bei allgemeinen, im Grunde niemand interessierenden Arbeiten (z.B. Optimierung des Informationsflusses) oder bei der Entwicklung von Verfahren,
bei denen kein unmittelbarer Nutzen am Ort der zusätzlich entstehenden
Arbeit zu erkennen ist (z.B. standardisierte Befunderfassung für wissenschaftliche Auswertungen), ist es schwer, das Engagement hervorzurufen,
das zur Lösung der Aufgaben erforderlich ist. Demotivation ist bereits
durch kleine Mißerfolge oder zeitliche Verzögerungen immer wieder festzustellen /81/. Als Kriterien, die den Grad des ärztlichen Engagements
beim Problemlösungsprozeß mitbestimmen können seien nachstehende genannt:

- Persönlichkeitseigenschaften und -merkmale,
  -- Geschlecht,
  -- Alter,
  -- Charakterliche Merkmale
     (Kontaktfähigkeit, Einfühlungsvermögen, Flexibilität, Aufmerksam-
     keit, Integrität, Motivationsfähigkeit, Sicherheit, Urteilskraft,
     Entscheidungsfreudigkeit, Selbstkritik, Gewissenhaftigkeit, An-
     spruchsniveau, Autoritätsanspruch, Profilierungswille, wissenschaft-
     liches Erkenntnisinteresse),

-- Spez. Arztrolle (z.B. Programm-Mediziner, Sachlichen, Helfenden),
- Ausbildungsstand,
  -- Wissensumfang,
  -- Intensität der Weiter- oder Fortbildung,
  -- Prägung durch Schulmeinungen,
- Fachrichtung
  (Allgemeinmediziner, Facharzt, Funktionsarzt, operative, konservative,
  präventive Fachrichtung),
- Mitgliedschaft in Standesorganisationen resp. einschlägigen Interes-
  sensgruppen,
- Tätigkeitsbereich
  (z.B. Arztpraxis, Krankenhaus, Gesundheitsamt, Rehabilitationszentrum,
  Gutachterdienst),
- Ausstattung des Gesundheitssystems personeller, apparativer und räum-
  licher Art.

Ärztliches Hilfspersonal

Ärztliches Hilfspersonal /40/ unterstützt den Arzt bei der Diagnostik
(z.B. medizinisch-technische Assistenten, Arzthelfer), Therapie (z.B.
Pfleger, Krankengymnast, Psychologe) und entlastet ihn von Routinetätig-
keiten (Schreibkraft).
Um eine hohe Akzeptanz des zu entwickelnden MDV-Systems sicherzustellen,
sind gerade diese Anwender aktiv in den Designprozeß einzubeziehen, da
die Problemlösung mehrheitlich von ihnen benutzt werden wird. Beispielsweise können Vorschläge zur Arbeitsplatzgestaltung oder Layouts von
Bildschirmmasken diskutiert werden. Jedes "friß Vogel oder stirb-Verhal-
ten" würde zwangsläufig Konfrontation oder Frustation zur Folge haben.
Engagement setzt zunächst Interesse für die vorliegenden Problemstellungen voraus. Dies kann man etwa durch Transparenz, Aufklärung und Motivation erreichen. Besonders fördernd wirkt dabei die Darstellung zukünfti-
ger Bonus-Effekte (z.B. Wegfall manuell geführter Statistiken) und die
Implementation von "Spielprogrammen". Ist erst einmal das Unbehagen vor
dem Medium "Computer" verloren, so ist in der Regel die Basis für eine
fruchtbare Zusammenarbeit geschaffen.

4.2 <u>Ärztliche Methodik</u> [+)]

"Ärztliches Handeln hat das Ziel, einem konkreten Patienten zu helfen"
/128/. Es wird in den ersten Berufsjahren eingeübt, verfestigt sich im
Verlauf des ärztlichen Lebens und variiert entsprechend den individuellen Erfahrungen. Fort- und Weiterbildungsprogramme formen konkretes ärztliches Handeln aus, die Zugehörigkeit zu bestimmten medizinischen Schulen, die professionelle Meinung, die Verfügbarkeit von Techniken und Ge-
räten, die Art der Honorierung und Eingriffe des Staates, das Vorhandensein von Hilfskräften und nichtzuletzt Meinungen und Wünsche der Patienten haben darauf Einfluß /128/.

Versucht man den Prozeß ärztlichen Handelns in seine Grundelemente auf-
zulösen, so gelangt man zu einer formalen Modellvorstellung, wie sie in
Figur 4.2-1 dargestellt ist.

"Krankheit ist die nach außen in Erscheinung tretende Reaktion des kranken Menschen auf Störfaktoren unterschiedlicher Genese, welche sich kom-
binieren und überlagern können" /87/. Der Patient ist demzufolge gekennzeichnet durch sein Krankheitsmuster. "Dieses Krankheitsmuster kann akut
und lebensbedrohlich sein oder chronisch und eher eine Behinderung. Es
umfaßt alle Möglichkeiten zur Krankheit, von denen im Einzelfall eine bestimmte Kombination realisiert ist" /128/.

"Dem Patienten mit diesem Krankheitsmuster tritt der Arzt gegenüber. Er
ist gekennzeichnet durch das Muster der arztspezifischen Qualität und
durch das Muster der Ressourcen, die ihm zur Verfügung stehen. Facetten
der arztspezifischen Qualität sind z.B. spezifisches Wissen und Erfahrung, handwerkliche Fähigkeiten und Beobachtungsgabe, intuitives Denken
und Einfühlungsvermögen, Zuverlässigkeit und Selbstkritik. Das Ressour-
cenmuster ist gekennzeichnet durch die Mittel, die jeweils zur Verfügung
stehen: Medikamente, Geräte, Personal mit bestimmten Kenntnissen usw.
.... Arzt und Patient gehen nun eine interaktive Beziehung ein. Im Zuge
dieser Beziehung, deren Teilziele und Nebenbedingungen sich während des
Prozesses ändern, wird ein Leistungsmuster erstellt. Das Leistungsmuster

---

[+)]

  Diesem Abschnitt liegen im wesentlichen die Ausführungen "Methodische
  Grenzen der Analyse ärztlichen Handelns" von K. ÜBERLA /128/ zugrunde.

ist in der Abbildung zwischen Patient und Arzt angeordnet. Es enthält
alle diagnostischen und therapeutischen Maßnahmen, die im Einzelfall zu-
stande kommen. Es sind dies - sehr grob gegliedert - das Gespräch, die
Erstellung einer diagnostischen Strategie, die Durchführung diagnostischer Maßnahmen, die Erstellung eines Therapieplanes und die Durchführung von therapeutischen Maßnahmen" /128/. Die Pfeile in Figur 4.2-1 deu-
ten an, daß diese 5 wesentlichen ärztlichen Leistungskomponenten immer
wieder erneut durchlaufen werden, ohne daß sich eine allgemeine Reihen-
folge festlegen läßt. Die Komponenten können auch fehlen oder übersprun-
gen werden. Alle Teile des Leistungsmusters werden vom Patienten beeinflußt. Die Erstellung des Leistungsmusters ist der Kern des Prozesses
ärztlichen Handelns. Es wurde daher in der Abbildung eine Stufe weiter
spezifiziert, als die anderen Muster.

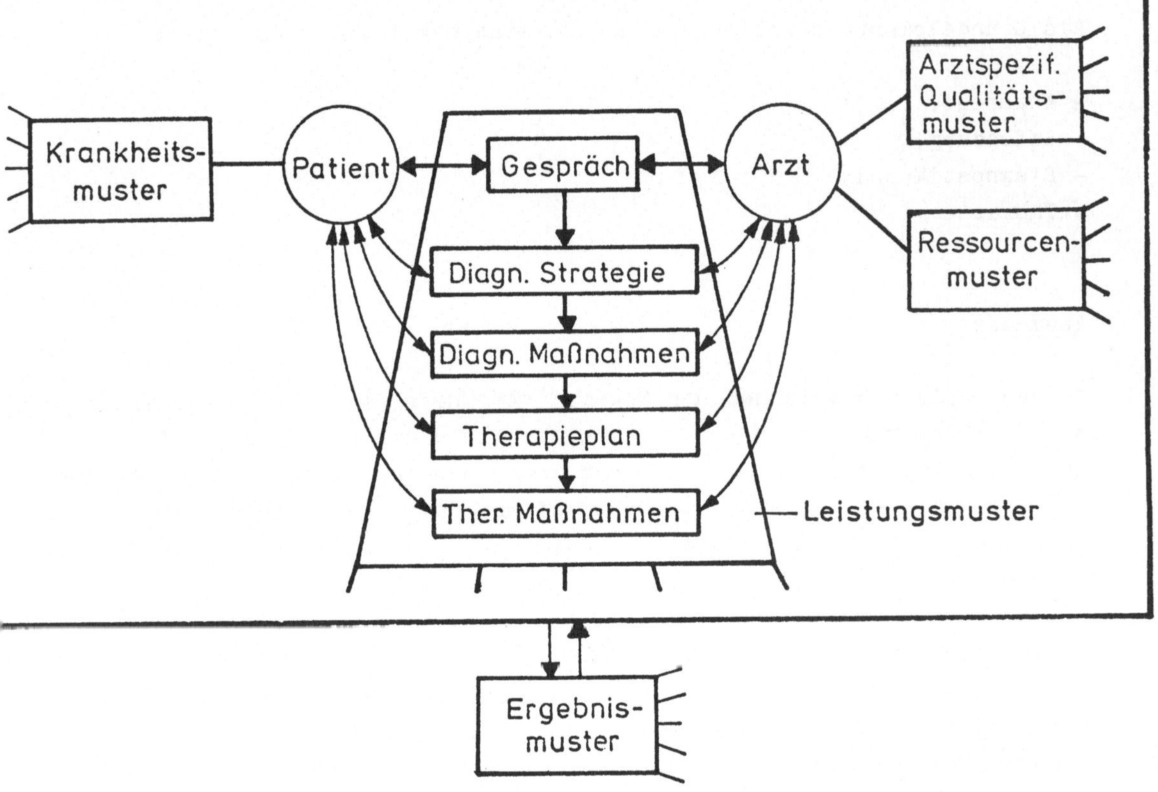

Figur 4.2-1   Der Prozeß ärztlichen Handelns und seine Elemente nach
ÜBERLA /128/.

Der Prozeß ärztlichen Handelns spielt sich ab im Dreieck zwischen Patient, Arzt und Leistungsmuster. Er beginnt durch den Behandlungsauf-
trag und oszilliert eine Zeit lang. Es gibt Interaktionen und Rückkopp-
lungsphänomene, aber auch stabile Kreisprozesse, die den Vorgang ärzt-

lichen Handelns lange aufrecht erhalten. Schließlich wird ärztliches Handeln beendet, wenn das gewünschte Ergebnis erreicht ist; ferner wenn die Krankheit von sich aus zum Stillstand gekommen ist, sei es, daß der Tod eingetreten ist, oder daß Patient oder Arzt den Prozeß nicht weiterführen.

Am Ende ärztlichen Handelns steht immer ein Ergebnismuster. Das Ergebnismuster bezieht sich in erster Linie auf den Patienten selbst, auf das "outcome", aber auch auf die Qualität des Prozesses ärztlichen Handelns. Dieses Ergebnismuster kann zur Bewertung ärztlichen Handelns herangezogen werden. Es kann in Beziehung gesetzt werden zum Krankheitsmuster, zu den konkreten Zielen der Behandlung und zu den Erwartungen des Patienten" /128/.

Als Grundelemente ärztlichen Handelns sind damit unterscheidbar:

- Anamnese,
- Befundung,
- Diagnostik und
- Therapie.

Anamnese

In der Medizin bezeichnet der Begriff "Anamnese" (griech. "Erinnerung") die Erhebung von Fakten aus der Vorgeschichte des Kranken, wobei dem Begriff zwei verschiedene semantische Inhalte unterlegt werden, indem darunter einmal der Vorgang selbst und einmal das Ergebnis einer Patientenbefragung (ärztliches Gespräch) verstanden wird. FASSL /23/ definiert die Anamnese als

- die allgemeine somatische, psychische oder soziale Vorgeschichte eines
  Patienten bis zum Zeitpunkt des Arztbesuches (Krankenvorgeschichte),
- die spezielle Vorgeschichte des aktuellen Konsultationsanlasses (Krankheitsvorgeschichte) und schließlich als
- den Vorgang der Informationsgewinnung selbst (auch als "Anamnestik" bezeichnet).

Im einzelnen werden in der Literatur /69, 72, 105/ nachfolgende Ziele der Anamnese angeführt:

- Gewinnung von Informationen,
  -- als Grundlage für patientenbezogene ärztliche Entscheidungen diagnostischer, therapeutischer, prognostischer sowie prophylaktischer Art, um damit einen rationellen Einsatz spezifischer Untersuchungs- oder Behandlungsmethoden ohne überflüssige Maßnahmen zu ermöglichen,
  -- zur Kennzeichnung des Patienten hinsichtlich seines Krankheitsbildes, seiner Persönlichkeitsstruktur, seiner psychosozialen Situation sowie möglicher Komplikationen und Gefährdungen,
  -- zur Rechtfertigung ärztlicher Handlungsweisen,
  -- für die medizinische Forschung,
  -- zur Förderung der beruflichen Erfahrung des Arztes,
- Interaktionswirkung,
  -- Motivation von Arzt und Patient,
  -- Ausbildung eines Vertrauensverhältnisses zwischen Arzt und Patient,
  -- Information des Patienten über und Training im Umgang mit seiner Erkrankung,
  -- Unterstützung der kathartischen Funktion durch An- und Aussprechen der den Patienten bewegenden Probleme.

Generelle Aussagen über den Stellenwert der Anamnese im Diagnoseprozeß sind nicht möglich, da es vielmehr von der medizinischen Disziplin abhängig ist, ob man die Anamnese als einziges Verfahren oder als eine mehr oder weniger bedeutsame Methode unter anderen im diagnostischen Vorgehen benutzt. So ist die Anamnese für den Internisten sicherlich ungleich bedeutungsvoller als beispielsweise für den Chirurgen oder den Dermatologen, die viel häufiger einer diagnostisch eindeutigen Situation gegenüberstehen. Anamnesen werden aber nicht nur in der Medizin erhoben. In weiten Bereichen der Psychologie und Psychiatrie wird die Anamnese als das wichtigste diagnostische Instrument angesehen. In der Psychiatrie ist sie zudem auch ein bedeutendes therapeutisches Mittel.
Der Inhalt einer Anamnese richtet sich weitgehend nach dem entsprechenden medizinischen Fachgebiet und der ärztlichen Zielsetzung. Im einzelnen unterscheidet man:

- die problemorientierte Anamnese, die häufig unter Zeitdruck zur Abklärung eines speziellen Problems bei bekannten Patienten herangezogen wird,
- die systematische Anamnese mit Erhebung der Familien-, Eigen-, Sozialanamnese und des aktuellen Beschwerdebildes zur umfassenden klinischen Diagnostik und

- die Maximalanamnese, deren Anwendung bei ungewöhnlichen Situationen
  (z.B. Unfällen) und als Zwischen-Anamnese bei laufender Betreuung angezeigt ist.

An die Anamnese als ein billiges und kostengünstiges diagnostisches Instrument ist die Forderung zu stellen, daß die für jede Art von Information gültigen Gütekriterien

- Objektivität (bezeichnet den Grad, in dem die erhobenen anamnestischen
  Daten unabhängig vom Untersucher sind),
- Reliabilität (Maß für die Genauigkeit eines Datums unabhängig von der
  Meßintension),
- Validität (Maß für die Genauigkeit eines Datums bezogen auf eine Meß-
  intension),
- Vollständigkeit

und die für wissenschaftliche Zwecke wichtige

- Vergleichbarkeit

möglichst wenig beeinträchtigt werden. Dies mag zwar selbstverständlich
klingen, doch muß man davon ausgehen, daß die Erhebung, aber auch die
Verarbeitung und Dokumentation anamnestischer Daten in unterschiedlichem
Maße Einflußvariablen unterworfen sind, die eine Verzerrung der Informationen zur Folge haben können. Mögliche Einflußfaktoren der patienten-,
problem- und situationsorientierten anamnestischen Exploration und damit
anamnestischer Informationen sind zu suchen auf seiten

- des Arztes
  (Persönlichkeitseigenschaften und -merkmale, aktuelle Befindlichkeit,
  Fachrichtung, Ausbildungsstand, Tätigkeitsbereich, Vorinformation über
  den Patienten, Intentionen, Untersuchungssituation aus Arztsicht, Pa-
  tientenverhalten aus Arztsicht, Befragungstechnik),
- des Patienten
  (Persönlichkeitseigenschaften und -merkmale, (Simulation, Aggravation,
  Diminution, Wahrnehmung, Behalten, Erinnerung), aktuelle Befindlichkeit, Krankheitsauswirkungen, Vorerfahrungen mit diesem oder anderen
  Ärzten, Motivation, Untersuchungssituation aus Patientensicht, Arzt-
  verhalten aus Patientensicht),

- des Arzt-Patienten-Verhältnisses
  (Erwartungshaltung, Stimmungslage, Scham, Fremdheit, Zeitmangel,
  Sprach- oder Verständigungsprobleme, soziale und kulturelle Unterschie-
  de)
- und in einer mangelhaften Dokumentation der erhobenen Daten
  (Leserlichkeit, Verständlichkeit, Vollständigkeit).

Um die Nachteile der frei erhobenen Anamnese, wie Unvollständigkeit, Sub-
jektivität und mangelnde Auswertbarkeit durch Delegation und Standardi-
sierung zu kompensieren hat man sich bemüht, das ärztliche Gespräch durch
standardisierte Verfahren zu ergänzen, um den Arzt von den eher zur Rou-
tine des ärztlichen Gespräches zählenden Fragen zu entlasten und somit
Zeit für und nicht von der anamnestischen Exploration zu schaffen. Be-
zeichnenderweise sind seit Verfügbarkeit der Methoden der Informatik eine Reihe von technischen Hilfen zur Verbesserung der anamnestischen Technik entwickelt worden wie etwa Checklisten für den Arzt, vom Patienten
auszufüllende Fragebogen oder die anamnestische Interaktion zwischen Patient und Computer (Computerexploration). Nähere Einzelheiten hierzu
finden sich etwa bei /72, 105/.

Befundung
____

Befundung bezeichnet den Prozeß der Erhebung von Befunden. Als Befund
versteht man die verbale Darstellung eines medizinischen Sachverhaltes,
die sich an nachstehenden Fragen orientiert:

- was (Organ),
- wo (Topographie, Lokalisation),
- wie (Morphologie)

verändert resp. unverändert (Nullbefund) ist /107/. Man unterscheidet in
Abhängigkeit des Erhebungsverfahrens Befunde der

- körperlichen und der
- medizinisch-technischen Untersuchung.

Die systematische körperliche Untersuchung umfaßt die Aktivitäten der

- Inspektion,

- Palpation (berühren, abtasten, feststellen von Festigkeit, Temperatur, Bewegungsablauf, Vibration, Oberflächeneigenschaften),
- Perkussion (abklopfen),
- Auskultation (abhorchen, feststellen von fortgeleiteten Geräuschen, Reibungsgeräuschen, Strömungsgeräuschen (Luft, Blut, Darminhalt), Kontraktionsschwingungen),
- Funktionsprüfung (Feststellung der Koordinaten und Durchführbarkeit von Bewegungen, evtl. unter Belastung, Reflexprüfung usw.),

die sich als Fortsetzung der Anamnese in eben dieser Folge bei den einzelnen Körperregionen von Kopf bis Fuß wiederholen (siehe hierzu /16/). Mit Hilfe seiner fünf Sinne und unter Anwendung verschiedener einfacher Hilfsmittel (Stethoskop, Reflexhammer, Bandmaß, Waage, Blutdruckgerät, Fieber-Thermometer, Lampe, Augen-, Nasen-, Ohren-, Kehlkopfspiegel) erfaßt der Arzt dabei die medizinischen Sachverhalte und interpretiert diese gemäß der medizinischen Terminologie (Verarbeitungsvorschrift).

Bei medizinisch-technischen Untersuchungen befundet der Arzt, ähnlich wie bei der körperlichen Untersuchung, nicht den Patienten selbst, sondern etwa aufgezeichnete Biosignale (z.B. Elektrokardiogramm, Elektroencephalogramm), Röntgenbilder oder Laborwerte von Seren oder Urinanalysen. Medizinisch-technische Untersuchungen wie etwa

- Labordiagnostik (mit klinisch-chemischem Labor, Hämatologie und Morphologie, Bakteriologie, Immunologie),
- Biosignalverarbeitung (EKG, EEG, EMG, ERG, Rheographie, Oszillographie, Spirometrie, Hautwiderstandsmessung),
- Strahlendiagnostik (Radiologie),
- Nuklearmedizinische Diagnostik (Scintigraphie),
- Laparoskopie,
- Endoskopie,
- Katheteruntersuchungen,
- Ultraschalldiagnostik

werden zur weitergehenden diagnostischen Abklärung ergänzend zu einer körperlichen Untersuchung durchgeführt. Hinsichtlich weiterführender Angaben kann an dieser Stelle auf die einschlägige Fachliteratur zu den entsprechenden Verfahren verwiesen werden.

Diagnostik

Als Diagnostik bezeichnet man alle auf die Erkennung einer Krankheit ge-
richteten Maßnahmen (Erklärung des krankhaften Geschehens) einschließlich der ärztlichen Urteilsfindung, d.h. die Ableitung von Sekundärdaten
(Diagnose, Prognose, Therapie) aus subjektiven (Symptoms) und objektiven
(signs) Primärdaten /88/. Als "Diagnose" kann eine handlungstheoretische,
positive ärztliche Singuläraussage verstanden werden, mittels derer einem bestimmten individuellen Patienten zu einem definierten Zeitpunkt
ein gewisser Krankheitsbegriff zugeordnet wird /zit. 105/. Diagnosen
sind demnach Kürzel,

- für die Benennung einer Krankheit,
- für die Abstraktion und Typisierung einer komplexen und im Einzelfall
  stets individuellen Vielfalt von Beschwerden, Beobachtungen und Befunden,
- für die Zwecke, denen die Diagnose dient (z.B. Rechtfertigung ärztlicher Entscheidungen),
- für erlernte oder erfahrene Regelmäßigkeiten im Hinblick auf zu erwar-
  tende Symptome, Komplikationen, therapeutische Möglichkeiten, medizinische und soziale Prognosen,
- für Arbeitshypothesen des Arztes mit einer mehr oder minder großen Irr-
  tumswahrscheinlichkeit, die eine für die natürliche Sprache typische
  Variationsbreite hat.

Diagnosen sind demzufolge ein Gemisch von Werten, Begriffen, Tatsachen,
Vermutungen, Hypothesen, Schlußfolgerungen und Absichten /41/.

Übliche diagnostische Verfahren sind etwa:

- Anamneseerhebung,
- körperliche Untersuchung und
- medizinisch-technische Untersuchungen.

Formal betrachtet kann der medizinische Diagnoseprozeß nach REICHERTZ
/84/ als ein ständiges Wechselspiel zwischen Datenapperzeption, Informa-
tionsinterpretation und Aktion zur weiteren Gewinnung von Daten verstanden werden. Eine modellhafte Beschreibung des Prozesses der ärztlichen
Urteilsfindung ist in Figur 4.2-2 abgebildet.

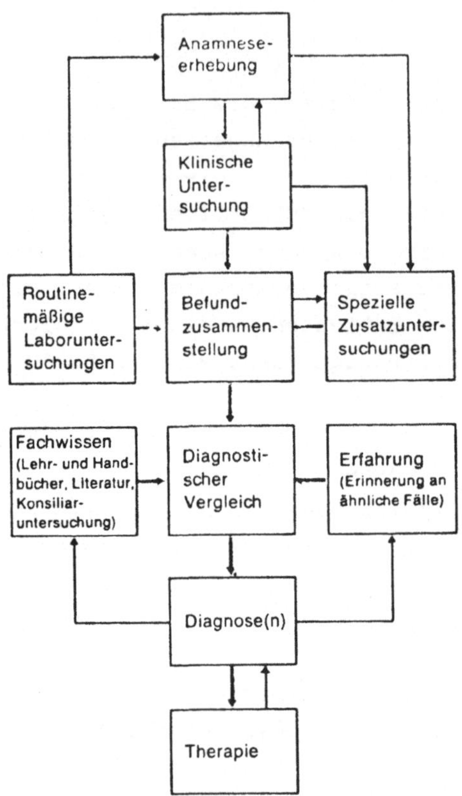

<u>Figur 4.2-2</u> Darstellung der ärztlichen Urteilsfindung bei der Diagnose-
stellung als quasi-linearer Prozeß des Vergleichs erhobener
mit bekannten Mustern (nach REICHERTZ /84/).

Üblicherweise konkretisiert die Anamnese die initiale Problemstellung
für einen Behandlungsanlaß, die im Verlauf des diagnostisch-therapeuti-
schen Vorgehens Validierungen und Verfeinerungen erfährt. Sie führt zur
körperlichen Untersuchung, die wiederum Rückwirkungen auf die Anamneseerhebung hat. Die Bewertung der akkumulierten Daten erfolgt zusammen
mit den Befunden der medizinisch-technischen Untersuchungen, die sich
aus den vorgefundenen Gegebenheiten ableiten. Aufgrund der erhaltenen
Resultate können eventuell weitere Anamneseerhebungen, körperliche Untersuchungen und/oder spezielle medizinisch-technische Untersuchungen erforderlich sein. Die akkumulierten Daten bilden ein Befundmuster, das
mit dem Erfahrungs- resp. dem Literaturwissen in Analogie gesetzt wird
(assoziative Denkweise). "Der diagnostische Vergleich führt zur therapeutischen Aktion, die wiederum Rückwirkungen auf die diagnostische Ein-
stufung hat" /84/. So entsteht im Verlauf der ärztlichen Handlung eine
mehr oder minder lange diagnostisch-therapeutische Kette, bei der eine
Parallelität diagnostischer und therapeutischer Aktionen (z.B. Gabe von

Antibiotika bei gleichzeitig laufender Resistenzbestimmung) eintreten
kann /87/.

Therapie

Therapie ist die "Kunst" oder Lehre der Krankheitsbehandlung. Interpretiert man die Diagnose als eine Handlungsanleitung für den Arzt, so umfaßt die Therapie alle Maßnahmen zur Heilung oder Linderung einer Krankheit. Dabei geht der Arzt deduktiv vor, d.h. aus der Diagnose werden die
erforderlichen therapeutischen Maßnahmen abgeleitet. Grundsätzlich unterscheidet man neben der kausalen Therapie, welche die Ursachen der Krankheiten zu beseitigen sucht, die symptomatische Therapie, die nur eine
oder mehrere Krankheitserscheinungen (z.B. Schmerzen, Fieber, Schlaflo-
sigkeit, Sehstörungen, Schwindel) bekämpft. Letztere kann oftmals vor-
dringlicher sein als die Beseitigung der eigentlichen Ursache. Übliche
Formen der Therapie sind:

- Verhaltensmaßnahmen (Bettruhe, Bewegungstherapie, Diät),
- Pharmaka,
- physikalische Anwendungen,
- chirurgische Eingriffe,
- Strahlentherapie.

4.3 Medizinische Fachgebiete [+]

Ein Fachgebiet läßt sich ganz allgemein nach der Eigenständigkeit entweder seiner Methode oder seines Gegenstandes beschreiben. Die nachfolgenden Ausführungen definieren in alphabetischer Folge die medizinischen
Fachgebiete /8/, die durch ihre fachspezifischen Charakteristika

- Zielsetzung,
- Methodik,
- Problemstellungen,
- Terminologie,

[+]
    Die Definition der medizinischen Fachgebiete nimmt im wesentlichen Be-
    zug auf die Anlage zur Weiterbildungsordnung für Ärzte /8/.

- Teilgebiete und
- Hilfswissenschaften

die Abwicklung eines Projektes im Gesundheitswesen maßgeblich mitbestimmen können.

Allgemeinmedizin

Die Allgemeinmedizin umfaßt den gesamten menschlichen Lebensbereich, die Krankheitserkennung und -behandlung sowie die Gesundheitsführung der Patienten, unabhängig von Alter, Geschlecht und der Art der Gesundheitsstörung. Die wesentlichen Aufgaben des Allgemeinarztes liegen daher in der Erkennung und Behandlung jeder Art von Erkrankungen, in der Vorsorge und in der Gesundheitsführung, in der Früherkennung von Krankheiten, in der Behandlung lebensbedrohlicher Zustände, in der ärztlichen Betreuung chronisch kranker und alter Menschen, in der Erkennung der Behandlung von milieubedingten Schäden, in der Einleitung von Rehabilitationsmaßnahmen sowie in der Integration der medizinischen, sozialen und psychischen Hilfen für die Kranken und in der Zusammenarbeit mit Ärzten anderer Gebiete, in Krankenhäusern und Einrichtungen des Gesundheitswesens.

Anästhesiologie

Als Anästhesiologie bezeichnet man die Lehre von der Schmerzbetäubung und den Narkoseverfahren. Sie umfaßt die allgemeine und lokale Anästhesie einschließlich deren Vor- und Nachbehandlung, die Aufrechterhaltung der vitalen Funktionen während operativer Eingriffe, die Wiederbelebung und die Intensivtherapie in Zusammenarbeit mit den für das Grundleiden zuständigen Ärzten.

Arbeitsmedizin

Die Arbeitsmedizin umfaßt die Wechselbeziehungen zwischen Arbeit, Beruf und Gesundheit. Dazu gehört insbesondere die Verhütung von Unfällen sowie die Vorbeugung und Erkennung von Erkrankungen, die durch das Arbeitsgeschehen verursacht werden können; ferner die Mitwirkung bei der Einleitung der sich aus solchen Unfällen und Erkrankungen ergebenden medizinischen Rehabilitation sowie bei der Durchführung berufsfördernder Rehabilitation.

Augenheilkunde

Die Augenheilkunde (Ophtalmologie) umfaßt die Erkennung, Behandlung, Prävention und Rehabilitation der anatomischen und funktionellen Veränderungen des Auges und seiner Adnexe (Anhangsgebilde).

Chirurgie

Die Chirurgie umfaßt die Erkennung, operative Behandlung von chirurgischen Erkrankungen, Verletzungen und Fehlbildungen sowie die entsprechenden Voruntersuchungen, konservativen Behandlungsverfahren und ihre Nachsorge.
Teilgebiete der Chirurgie sind die

- Gefäßchirurgie (diagnostische, hyp ⁀rämisierende, resezierende und rekonstruierende Eingriffe am Gefäßsystem),
- Kinderchirurgie (Chirurgie angeborener Mißbildungen, Entfernung von Tumoren und der Traumatologie im Kindesalter),
- Plastische Chirurgie (konstruktive, rekonstruktive, anaplastische und operative Eingriffe, welche die sichtbare Form oder die sichtbare Funktion wiederherstellen oder verbessern),
- Thorax- und Kardiovaskularchirurgie (operative Behandlung von Erkrankungen, Mißbildungen und Verletzungen der Brustwand, der Lunge, des Mediastinums (Mittelfellraum), des Herzens einschließlich seines Gefäßsystems),
- Unfallchirurgie (konservative und operative Behandlung von Verletzungen und ihrer Folgezustände, insbesondere des Stütz- und Bewegungssystems).

Dermatologie und Venerologie

Die Dermatologie und Venerologie umfaßt die Erkennung, Behandlung, Prävention und Rehabilitation von Erkrankungen der Haut einschließlich der Unterhaut, der hautnahen Schleimhäute und der Hautanhanggebilde, der Geschlechtsorgane, der chronisch-venösen Insuffizienz und des analen Symptomenkomplexes und die Andrologie.

Frauenheilkunde und Geburtshilfe

Die Frauenheilkunde und Geburtshilfe umfaßt die Erkennung, Verhütung, konservative und operative Behandlung der Krankheiten der weiblichen Geschlechtsorgane und von krankhaften Zuständen und Komplikationen in der Schwangerschaft sowie die Vorbereitung, Leitung und Nachbehandlung normaler und pathologischer Geburten einschließlich der Vornahme geburtshilflicher Operationen.

Hals-Nasen-Ohrenheilkunde

Die Hals-Nasen-Ohrenheilkunde umfaßt die Erkennung, die konservative und operative Behandlung, die Prävention und Rehabilitation der Erkrankungen, Verletzungen, Frakturen, Fehlbildungen und Formveränderungen des äußeren, mittleren und inneren Ohres, des inneren Gehörganges sowie der hierzu führenden und daraus folgenden Erkrankungen

- der inneren und äußeren Nase, des pneumatischen und stützenden Systems sowie der Weichteile des Gesichtsschädels (der Nasennebenhöhlen, ihrer knöchernen Wandungen und des Jochbeins) sowie der Schädelbasis,
- des Epi- und Mesopharynx einschließlich der Tonsillen, der Zunge, des Zungengrundes, des Mundbodens, der Gandula submandibularis und der Lippen, des Halses, des Hypopharynx und Larynx einschließlich der Halsabschnitte von Luft- und Speiseröhre,
- des Lymphabflußgebietes des Kopfes und Halses,
- der Ohrspeicheldrüse und des Nervus facialis innerhalb und außerhalb der Schädelbasis sowie der übrigen Hirnnerven im Bereich des Halses und des Kopfes außerhalb der Schädelbasis,
- der Hör- und Gleichgewichtsfunktionen und des Geruch- und Geschmacksinnes, einschließlich der Audiologie (Physiologie und Diagnostik des Hörens) sowie der wiederherstellenden und plastischen Operationen des Hals-Nasen-Ohrenbereiches.
Teilgebiet der Hals-Nasen-Ohrenheilkunde ist die Phoniatrie und Pädaudiologie (Diagnostik und Therapie der Sprach- und Stimmstörungen sowie Hörbehinderungen im Kindesalter).

Innere Medizin

Die Innere Medizin umfaßt die Erkennung und konservative Behandlung der Erkrankungen der Atmungsorgane, des Herzens und Kreislaufs, der Verdauungsorgane, der Nieren und ableitenden Harnwege, des Blutes und der blutbildenden Organe, des Stoffwechsels und der inneren Sekretion, der internen allergischen Erkrankungen, der internen Erkrankungen des Stütz- und Bewegungsapparates, der Infektionskrankheiten und Vergiftungen einschließlich der Intensivmedizin, der Prophylaxe und Rehabilitation. Teilgebiete der inneren Medizin sind die

- Endokrinologie (= Erkennung und Behandlung von Erkrankungen der Hormondrüsen und den damit verbundenen Fehlregulationen),
- Gastroenterologie befaßt sich mit der Diagnostik und Therapie der Krankheiten der Verdauungsorgane (einschließlich der Röntgendiagnostik und der Endoskopie),
- Hämatologie befaßt sich mit der Physiologie und Pathophysiologie, der Blutbildung, des Blutabbaues, der Blutgerinnung und der Fibrinolyse, der Ätiologie, Pathogenese, Symptomatologie, Diagnostik und Therapie der Erkrankungen der blutbildenden Organe, der zirkulierenden Blutzellen, der Bluteiweißkörper, der Lymphe und der Gerinnung,
- Kardiologie (= Erkennung und Behandlung der Erkrankungen von Herz und Kreislauf einschließlich diagnostischer Maßnahmen der Prophylaxe und Rehabilitation),
- Lungen- und Bronchialheilkunde (= Ätiologie, Pathogenese, Pathophysiologie, Symptomatologie, Diagnostik und Therapie der Krankheiten der Lunge, der Bronchien, des Mediastinums und der Pleura),
- Nephrologie (= Ätiologie, Pathogenese, Pathophysiologie, Symptomatologie, Diagnostik und Therapie der Nierenkrankheiten einschließlich der Röntgendiagnostik und der Indikationsstellung urologischer und gefäßchirurgischer Eingriffe sowie der Nierentransplantation).

Kinderheilkunde

Die Kinderheilkunde (Pädiatrie) umfaßt die Erkennung und Behandlung aller körperlichen und seelischen Erkrankungen des Kindes von der Geburt bis zum Abschluß seiner somatischen Entwicklung einschließlich Prävention, Schutzimpfungen, pädiatrischen Intensivmedizin, Rehabilitation und Fürsorge im Kindesalter.

Teilgebiet der Pädiatrie ist die

- Kinderkardiologie (= Erkennung und Behandlung der Erkrankungen von
  Herz und Kreislauf einschließlich diagnostischer Maßnahmen, der Prophylaxe und Rehabilitation beim Kind).

Kinder- und Jugendpsychiatrie

Die Kinder- und Jugendpsychiatrie umfaßt die Erkennung, nichtoperative
Behandlung, Prävention und Rehabilitation bei psychischen, psychosomati-
schen und neurologischen Erkrankungen oder Störungen sowie bei psychischen und sozialen Verhaltensauffälligkeiten im Kindes- und Jugendalter.

Laboratoriumsmedizin

Die Laboratoriumsmedizin umfaßt die Beratung und Unterstützung der in
der Vorsorge und in der Krankenbehandlung tätigen Ärzte bei der Erkennung von Krankheiten und ihren Ursachen, bei der Überwachung des Krank-
heitsverlaufes, bei der Bewertung therapeutischer Maßnahmen durch die
Anwendung und Beurteilung morphologischer, chemischer, physikalischer,
immunologischer und mikrobiologischer Untersuchungsverfahren von Körper-
säften, ihrer morphologischen Bestandteile, sowie von abgeschiedenem
und ausgeschiedenem Untersuchungsmaterial zur Erkennung physiologischer
Eigenschaften und krankhafter Zustände, ferner zur Verlaufskontrolle
einschließlich der dazu erforderlichen Funktionsprüfungen und diagnostischen Eingriffe.
Teilgebiete der klinischen Chemie sind die

- Medizinische Mikrobiologie (befaßt sich mit der Biologie der tieri-
  schen und pflanzlichen Mikroorganismen, unterschieden in Bakterio-,
  Viro-, Myko- Protozoologie.),
- Physiologische Chemie (befaßt sich mit den chemischen Vorgängen im ge-
  sunden und kranken Organismus.),
- Immunologie (= Lehre von der Immunität und ihren Erscheinungsformen),
- Allergologie (= Lehre von der Allergie),
- Serologie (= Lehre von den physiologischen und pathologischen Immunei-
  genschaften des Blutserums).

Lungen- und Bronchialheilkunde

Die Lungen- und Bronchialheilkunde umfaßt die Erkennung, die konservative Behandlung, die Prävention und die Rehabilitation der Erkrankungen
der Lunge und der Bronchien.

Mikrobiologie und Infektionsepidemiologie

Die Mikrobiologie und Infektionsepidemiologie umfaßt die Laboratoriums-
diagnostik mikrobiell bedingter Erkrankungen und die Aufklärung ihrer
epidemiologischen Zusammenhänge und Ursachen, die Unterstützung der in
der Vorsorge, in der Krankenhausbehandlung und im öffentlichen Gesundheitsdienst tätigen Ärzte bei der Diagnose von Infektionskrankheiten,
ihrer Prophylaxe und Bekämpfung, sowie bei der mikrobiologischen Bewertung antimikrobieller Substanzen.

Mund-Kiefer-Gesichtschirurgie

Die Mund-Kiefer-Gesichtschirurgie umfaßt die Erkennung, die konservative und chirurgische Behandlung, die Prävention und die Rehabilitation
der Erkrankungen, Verletzungen, Frakturen, Fehlbildungen und Formveränderungen, die vom Zahn, vom Zahnhalteapparat von den Alveolarfortsätzen
und vom harten Gaumen ausgehen, der beiden Kiefer, einschließlich chirur-
gischer Kieferorthopädie, des Gaumens, der Lippen, des Naseneingangs,
des Oberkiefer- und des Jochbeins (Reposition und Fixation), des Unter-
kiefers einschließlich des Kiefergelenkes, der vorderen 2/3 der Zunge,
der Mundhöhlenwandungen, der Glaudula submandibularis sowie der Weichteile des Gesichtsschädels, der Speicheldrüsen, der Lymphknoten, alles im
Zusammenhang mit den vorgenannten Erkrankungen, Exhairese des Nervus in-
fraorbitalis, alveolaris, mandibularis und lingualis, die Korrekturen
des Mundes und des Mundbodens sowie der Biß- und Kaufunktion, die Eingliederung von Resektionsprothesen und anderer prothetischer und ortho-
pädischer Hilfsmittel, die wiederherstellende und plastische Chirurgie
der vorstehend aufgeführten Bereiche.

Nervenheilkunde

Die Nervenheilkunde (Neurologie) umfaßt die Erkennung, nichtoperative Be-

handlung, Prävention, Rehabilitation und Begutachtung bei Erkrankungen
des zentralen, peripheren und vegetativen Nervensystems sowie der Musku-
latur (Myopathien und Myositiden); bei psychischen Krankheiten oder Störungen und bei psychischen und sozialen Verhaltensauffälligkeiten.

Neurochirurgie

Die Neurochirurgie umfaßt die Erkennung, operative Behandlung von Erkrankungen, Verletzungen und Fehlbildungen des zentralen Nervensystems und
seiner Hüllen, des peripheren und vegetativen Nervensystems sowie die
entsprechenden Voruntersuchungen, konservativen Behandlungsverfahren und
ihre Nachsorge.

Nuklearmedizin

Die Nuklearmedizin umfaßt die Anwendung radioaktiver Substanzen in der
Medizin zur Funktions- und Lokalisationsdiagnostik sowie offener Radionu-
klide in der Therapie und den Strahlenschutz.

Orthopädie

Die Orthopädie umfaßt die Erkennung, Behandlung, Prävention und Rehabilitation von angeborenen und erworbenen Formveränderungen und Funktionsstö-
rungen, Erkrankungen und Verletzungen der Stütz- und Bewegungsorgane.

Pathologie

Die Pathologie ist die Lehre von den krankhaften Veränderungen der Gewe-
be und Organe (Humural-, Neural-, Regulations-, Relations-, Solidar- und
Zellularpathologie). Sie umfaßt die Beratung und Unterstützung der in
der Vorsorge und in der Krankenbehandlung tätigen Ärzte bei der Erkennung von Krankheiten und ihren Ursachen, bei der Bewertung therapeutischer Maßnahmen durch die Beurteilung übersandten morphologischen Unter-
suchungsgutes oder durch Obduktion auch bei versicherungsmedizinischen
Zusammenhangsfragen.
Teilgebiet der Pathologie ist die

- Neuropathologie (= Lehre von den Krankheiten des Nervensystems).

Pharmakologie

Die Pharmakologie umfaßt die Erforschung von Arzneimittelwirkungen und
von Vergiftungen im Tierexperiment und am Menschen einschließlich der
Untersuchung von Resorption, Verteilung, chemischen Veränderungen im Organismus und Elimination, die Mitarbeit bei der Entwicklung und Anwendung neuer Pharmaka sowie bei der Bewertung ihres therapeutischen Nut-
zens, die Beratung von Ärzten in der Arzneitherapie und bei Vergiftungs-
fällen, die Stellungnahme zu pharmakologischen und toxikologischen Fragen.
Teilgebiet der Pharmakologie ist die

- klinische Pharmakologie (= Beratung in arzneitherapeutischen Fragen
  und bei Vergiftungen, Durchführung von Arzneimittelbestimmungen in
  Körperflüssigkeiten des Menschen zur Steuerung der Therapie und der
  Arzneimittelepidemiologie. Erfassung und Bewertung von unerwünschten
  Arzneimittelwirkungen).

Psychiatrie

Die Psychiatrie umfaßt die Erkennung, nichtoperative Behandlung, Prävention und Rehabilitation bei psychischen Krankheiten oder Störungen sowie
bei psychischen und sozialen Verhaltensauffälligkeiten.

Radiologie

Die Radiologie umfaßt die Erkennung und Behandlung von Erkrankungen mit-
tels ionisierender Strahlen einschließlich derjenigen von radioaktiven
Stoffen sowie den Strahlenschutz.
Teilgebiet der Radiologie ist die

- Strahlentherapie (= die Behandlung von Erkrankungen mit ionisierenden
  Strahlen einschließlich derjenigen von radioaktiven Stoffen mit Schwer-
  punkt in der Onkologie).

Rechtsmedizin

Die Rechtsmedizin umfaßt die Anwendung und Beurteilung medizinischer und medizinisch-naturwissenschaftlicher Kenntnisse für die Rechtspflege (z.B. bei unklaren Todesfällen, bei Verdacht oder im Falle eines Verbrechens, gewaltsamen Todes oder Verkehrsdeliktes, fragliche Vaterschaftsverhältnisse etc.).

Sozialmedizin

Gegenstand der Sozialmedizin ist die spezifische Wechselwirkung zwischen dem Individuum, der Gesellschaft und der sozialen Institution "Medizin" wie sie an den Phänomenen "Gesundheit" und "Krankheiten" aufleuchten. Die sozialmedizinische Forschung hat zwar Befunde an Einzelfällen zum Ausgangsmaterial, die durch medizinische Methoden erhoben wurden, dieses wird jedoch durch sozialmedizinisch-spezifische (z.B. epidemiologische) und/oder sozialwissenschaftliche Zugriffsweisen (z.B. medizinsoziologische) aufbereitet. Die an sozialen Kategorien, wie Gruppen, feststellbaren Gesundheits- und Krankheitsverhältnisse werden ausgewiesen, möglicherweise auch auf Erklärungs- und Verstehensmodelle hin überprüft. Weiter werden die sozialen Folgen von Krankheit auf die Gesellschaft und ihre Gebilde dargestellt, insbesondere im Zusammenhang mit den Systemen sozialer und gesundheitlicher Sicherung. Ein weiteres Ziel ist die Darstellung von Zusammenhängen zwischen bestimmten Krankheitsbildern oder Krankheitsgruppen und sozialer Ausgangs- und Folgelage /129/.

Urologie

Die Urologie umfaßt die Erkennung, Behandlung, Prävention und Rehabilitation der urologischen Erkrankungen, der Fehlbildungen und Verletzungen des männlichen Urogenitalsystems und der weiblichen Harnorgane, einschließlich der Uro-Tuberkulose und der Andrologie.

4.4 Funktionen medizinischer Versorgung

Die Gesamtheit aller Aktivitäten des Gesundheitswesens ist auf das Globalziel - Gesundheit für alle Bürger - ausgerichtet. In diesem Zusammenhang sei Gesundheit entsprechend der Satzung der Weltgesundheitsorganisation (WHO) als Zustand des vollständigen, körperlichen, geistigen und sozialen Wohlbefindens und nicht nur als Freisein von Gebrechen und Krankheiten definiert. Letztere können nach WYLIE als Zustand unvollständiger Adaption eines Individuums an seine Umgebung aufgefaßt werden /71/. Die Auflösung des oben genannten Globalziels führt zu konkreten Teilzielen /24/:

- Förderung und Bestätigung der Gesundheit,
- Verhinderung von Krankheit,
- Wiederherstellung der Gesundheit,
- Linderung von Leiden,
- Hilfeleistung.

Als Maßnahmen zur Erreichung dieser Teilziele können die Funktionen der medizinischen Versorgung

- Gesundheitsschutz,
- Behandlung, Pflege und
- Rehabilitation

angeführt werden. Ergänzend dazu ist die Beratungs- und Begutachtungstätigkeit verschiedener Gutachterdienste zu nennen.

Gesundheitsschutz

Gesundheitsschutz umfaßt die Teilfunktionen Hygiene, Umweltschutz, Gesundheitsvorsorge und Krankheitsfrüherkennung.

"Aufgabe der Hygiene ist es, Verhältnisse zu schaffen, unter denen gesundheitliche Beeinträchtigungen oder Schädigungen der betroffenen Menschen nicht zu befürchten sind, sowie allgemein zur Hebung des Gesundheitszustandes der Menschen beizutragen" /24/. Die damit verbundene Überwachung epidemiologischer Verhältnisse ermöglicht es beispielsweise das Herannahen von Epidemien zu erkennen ("Signaleffekt") und rechtzeitig entsprechende Maßnahmen (z.B. Impfprogramme) einzuleiten.

Umweltschutz dient durch Umweltplanung und Umweltkontrolle dem Menschen und seinem Wohlbefinden, besonders seiner Gesundheit /24/. Durch die augenblicklich stattfindende Diskussion um Standortfragen von Kernreaktoren, Kohlekraftwerken und dergleichen verlagert sich diese Teilfunktion zunehmend in das Blickfeld des öffentlichen Interesses.

Der Begriff Gesundheitsvorsorge (primäre Prävention) umschreibt die vorbeugende Gesundheitspflege, d.h. die Verhütung von Krankheiten und ihren Folgen. Beispiele hierfür sind gesetzliche Auflagen (Umweltschutz, Humanisierung der Arbeitswelt, Lebensmittelüberwachung, Fluoridierung des Trinkwassers, Impfungen) aber auch Maßnahmen der Gesundheitserziehung in Form programmatischer Ansprachen bestimmter Zielgruppen über gesundheitsschädigende Lebensgewohnheiten (z.B. kalorienbewußte Ernährung, Bewegungstraining, Anti-Raucher-Kampagne), die zu einem verstärkten aktiven Gesundheitsbewußtsein des einzelnen und damit zur Etablierung und Stabilisierung gesundheitsförderlicher Verhaltensweisen führen sollen. Während die Gesundheitsvorsorge darauf abzielt, dem Eintreten von Krankheiten vorzubeugen, sollen im Rahmen der Krankheitsfrüherkennung (sekundäre Prävention) mittels sogenannter Screening-Untersuchungen (z.B. Abstrich-Methode zur Erkennung des Zervix-Karzinoms) aus einer "gesunden" Population die Fälle mit bestimmten Frühsymptomen oder Neigungen zu bestimmten Erkrankungen (Risikofaktoren) herausgefiltert werden. Es wird also nicht abgewartet, bis Erkrankungen aufgrund bestimmter Symptome vom Patienten bemerkt werden, sondern durch regelmäßige Untersuchungen (Vorsorgeuntersuchungen) sollen Krankheiten in ihrem beschwerdefreien bzw. symptomarmen Frühstadium erfaßt und gezielt therapiert werden. Weitere Ziele solcher Screening-Untersuchungen sind die Rationalisierung der ärztlichen und pflegerischen Produktivität sowie die Bestätigung der Gesundheit.

<u>Behandlung, Pflege</u>

Die diagnostische, therapeutische und pflegerische Versorgung einer Bevölkerung erfolgt sowohl

- ambulant (ärztlich, nichtärztlich) /62/ als auch
- stationär /6/.

Ergänzend dazu ist noch die Erstversorgung bei Notfällen - das Rettungswesen /137/ - zu nennen.

"Die ambulante ärztliche Versorgung hat zum Ziel, eine regional gleichmäßige, quantitativ und qualitativ ausreichende und zugleich wirtschaft-

liche Versorgung der Bevölkerung mit ärztlichen Dienstleistungen sicherzustellen, ohne daß der Betroffene zeitweise seinen Wohnbereich verlassen muß" /24/. Ihre Aufgaben (Diagnostik, Therapie, Vorsorgeuntersuchungen, Betreuung von Rehabilitationsmaßnahmen, Verordnung von Medika-
menten, primäre Prävention) werden zum Großteil von der allgemeinen Arztpraxis, von der Facharztpraxis und von Ambulanzen in Kliniken wahrgenom-
men. Im Gegensatz zur Klinik, bei der eine umfassende Abklärung der Gesundheitsstörungen des Patienten im Vordergrund steht, ist der Behand-
lungsstil in der Praxis therapeutisch akzentuiert, patienten- und pro-
blemorientiert und auf Langzeittherapie ausgerichtet, d.h. auf die Abklärung der selbst vom Patienten an den Arzt herangetragenen Probleme abgestimmt, bei Vermeidung von gefährlichen Konsequenzen aus gleichzeitig
oder früheren bestehenden Gesundheitsstörungen /70/.
Durch Zusammenschluß diagnostischer und therapeutischer Ressourcen zu
Ärztehäusern und Gemeinschaftslaboratorien oder den Einsatz von Klinomo-
bilen versucht man auch in infrastrukturell schwach entwickelten Regio-
nen eine bedarfsgerechte und wirtschaftliche ambulante ärztliche Versorgung zu erreichen.

Bei der ambulanten nichtärztlichen Versorgung unterscheidet man zwischen
den

- sozialen Diensten (Gemeindekrankenpflege, Sozialstationen, Hauspflege)
  und den
- nichtärztlichen Berufen des Gesundheitswesens, soweit sie ihre Leistungen selbständig und freiberuflich erbringen (z.B. Masseure, Krankengymnast, Augenoptiker, Zahntechniker).

Für die stationäre Behandlung stehen Allgemein- und Fachkrankenhäuser
zur Verfügung. Ziel dieser Einrichtungen, die sich historisch von speziellen Lepra-Häusern im 12. Jahrhundert ableiten, ist eine bedarfsgerechte medizinische Betreuung zu sozial tragbaren Pflegesätzen bei möglichst kurzer Verweildauer. Da die stationäre Behandlung recht personal-
intensiv ist, versucht man den steigenden Pflegesätzen durch verschiedene Modelle wie z.B. Belegarztbetten, Differenzierung der Einrichtungen
hinsichtlich ihrer Ausstattung (z.B. stationäre Behandlung bzw. Inten-
sivpflege, Weiterbehandlung in einer hotelähnlichen Institution und Nachsorge in der Krankenhausambulanz) gerecht zu werden /56/.

Ist die häusliche Krankenpflege nicht sichergestellt resp. nicht mehr
ausreichend, aber eine stationäre Krankenhausbehandlung aus ärztlicher

Sicht nicht erforderlich, so spricht man von sogenannten "Pflegefällen".
Für ihre Versorgung stehen dann Pflegeheime und Pflegeabteilungen in Al-
tenheimen zur Verfügung /24/.

"Im Rettungswesen arbeiten staatliche, kommunale, freigemeinnützige und
private Träger zusammen, um lebensbedrohlich Verletzten und Erkrankten
jederzeit Erste Hilfe zu leisten und sie unter fachgerechter Betreuung
in ein für die weitere medizinische Versorgung geeignetes Krankenhaus zu
transportieren" /137/. Darüber hinaus ist es Aufgabe des Rettungsdienstes, Kranke, Verletzte oder Behinderte, die keine Notfallpatienten sind,
fachgerecht zu befördern und medizinische Hilfe zu vermitteln, wenn sie
dringend erforderlich erscheint und wenn darum ersucht wird (z.B. Sonn-
tagsdienst). Die Trägerschaft, Organisation, Durchführung und Finanzierung des Rettungsdienstes sind im einzelnen unterschiedlich in den Ret-
tungsdienstgesetzen der Bundesländer geregelt, weshalb im weiteren auf
deren Darstellung verzichtet wird.

Rehabilitation

Die Summe aller Beratungs-, Fürsorge- und Betreuungsmaßnahmen zur (Wie-
der-)Eingliederung eines Versehrten oder körperlich bzw. geistig Behinderten in das berufliche und gesellschaftliche Leben faßt man unter dem
Begriff "Rehabilitation" zusammen. Die Rehabilitation bezweckt, den Menschen, die körperlich, geistig oder seelisch behindert sind und die ihre
Behinderung oder deren Folgen nicht selbst überwinden können und den
Menschen, denen eine solche Behinderung droht, zu helfen, ihre Fähigkeiten und Kräfte zu entfalten und einen entsprechenden Platz in der Gemein-
schaft zu finden. Dazu gehört vor allem auch die Teilnahme am Arbeitsle-
ben.
Die Grundlagen für die Gewährung von Rehabilitationsmaßnahmen ergeben
sich aus verschiedenen gesetzlichen Bestimmungen. Die entsprechenden Leistungen der Krankenversicherung sind darauf gerichtet, bestehende Krankheiten eines Versicherten zu heilen, zu bessern resp. eine Verschlimme-
rung zu verhüten. Die Maßnahmen der Rentenversicherung (stationäre Heil-
maßnahme, Anschlußheilbehandlung) dienen der Erhaltung, der wesentlichen
Besserung oder Wiederherstellung der infolge von Krankheit oder anderen
Gebrechen oder Schwäche der körperlichen und geistigen Kräfte erheblich
gefährdeten oder geminderten Erwerbsfähigkeit. Den Maßnahmen ist gemeinsam, daß sie dem Versicherten optimale Chancen der medizinischen Rehabilitation bieten sollen. Die Frage der Kostenträgerschaft tritt dabei

nach der Intention des Rehabilitationsangleichungsgesetzes in den Hintergrund. Im einzelnen unterscheidet man zwischen

- medizinischer,
- beruflicher und
- sozialer

Rehabilitation /51/.

Die medizinische Rehabilitation umfaßt alle therapeutischen Maßnahmen, die geeignet sind, körperliche und geistig-seelische Fähigkeiten des Behinderten so zu entwickeln, daß er (wieder) ein möglichst unabhängiges und aktives Leben führen kann. Medizinische Rehabilitation findet sowohl im Bereich kurativer Einrichtungen als auch in speziellen Rehabilitationseinrichtungen statt. Letztere verfügen nicht nur über besonders leistungsfähige diagnostische und therapeutische Ressourcen sondern ermöglichen auch eine enge Verzahnung mit nichtmedizinischen rehabilitativen Diensten (z.B. Psychologie, Pädagogik, Sozialarbeit). Dadurch ist es möglich, nichtmedizinische Rehabilitationsmaßnahmen bereits behandlungsbegleitend durchzuführen. In sogenannten Rehabilitationsgesamtplänen formuliert man einzelfallbezogen, in welcher zeitlichen Folge der Rehabilitant welche Gesundheitssysteme durchlaufen soll und welche Maßnahmen dort ausgeführt werden.

Die berufliche Rehabilitation kann auf unterschiedlichste Weise erfolgen:

- Neuanpassung an den alten Arbeitsplatz (dessen Neugestaltung nach ökologischen und ergonomischen Gesichtspunkten eingeschlossen sein kann).
- Innerbetriebliche Umschulung für einen neuen, der Behinderung entsprechenden Beruf.
- Berufsausbildung an einem Berufsförderungswerk.
- Unterbringung in einer (halb-)beschützenden Werkstätte.
  In diesem Bereich werden ebenfalls medizinische und rehabilitations-medizinische Leistungen geboten, allerdings nicht im Vordergrund stehende, das heißt ausbildungsbegleitend.

Die Aufgabe der sozialen Rehabilitation liegt darin, den Behinderten (wieder) in die Lage zu versetzen, den Erwartungen, die Familie, Beruf und Gesellschaft an ihn richten (soweit wie möglich) gerecht zu werden.

Sie soll die Entfremdung zwischen dem Behinderten und der Gesellschaft
als auch die Verschiedenheit zwischen beiden verringern, aufheben oder
zumindest erträglich gestalten.

Entsprechend der Einteilung der Rehabilitationsmedizin ergibt sich auch
die Notwendigkeit, verschiedene Einrichtungen für die Durchführung von
Maßnahmen zur Rehabilitation vorzuhalten:

- Rehabilitations-Krankenhaus
  Das Rehabilitations-Krankenhaus ist ausgerüstet mit allen diagnosti-
  schen und therapeutischen Möglichkeiten des Akut- wie des Langzeitkran-
  kenhauses, insbesondere der Physiotherapie (Krankengymnastik, Bewegungstherapie), Psychotherapie, Egotherapie (Beschäftigungstherapie),
  Physikotherapie (Bäder, Massagen), Sprach- und Berufstherapie. Je nach
  Ausbaustufe und Spezialisierungsgrad unterscheidet man das Sanatorium,
  die Kurklinik und die Schwerpunktklinik.
- Rehabilitations-Krankenhaus mit beruflicher Rehabilitation
  Das Rehabilitations-Krankenhaus mit beruflicher Rehabilitation ist ähn-
  lich strukturiert wie das Rehabilitations-Krankenhaus, jedoch verfügt
  es zusätzlich über das Leistungsspektrum zur beruflichen Rehabilitation
  (Fortbildungs-, Qualifizierungs- und Anpassungsmaßnahmen).
- Berufsförderungswerk
  Hier werden Behinderte in den Berufen ausgebildet, die sie trotz ihrer
  Behinderung ohne Einschränkung ausüben können.
- Berufsbildungswerk, Sonderschule, Heimsonderschule
  Behinderte Jugendliche erhalten hier eine Berufsausbildung unter Mit-
  wirkung von entsprechendem Lehrpersonal und den hierfür erforderlichen
  Einrichtungen (Berufsschule).
  Die Sonder- bzw. Heimsonderschule kann mit dem Berufsausbildungswerk
  eine organisatorische und institutionelle Einheit bilden. Wie beim Be-
  rufsförderungswerk stehen hier jedoch neben den rehabilitativen auch
  pädagogische Dienste schwerpunktmäßig zur Verfügung (z.B. Sonderschule
  für Gehörlose).
- Werkstatt für Behinderte (beschützende Werkstätte)
  Die beschützende Werkstätte dient entweder der Vorbereitung auf einen
  Dauerarbeitsplatz außerhalb dieser Einrichtung oder der Eingliederung
  in die Werkstätte selbst mit einem Optimum an sozialer Sicherheit (z.B.
  adäquate Entlohnung, Altersversorgung).

Begutachtung

Die Begutachtung impliziert ausschließlich die Anwendung diagnostischer
Verfahren mit dem Ziel, sich zu einer von einem Auftraggeber vorgegebenen Fragestellung (z.B. Tauglichkeit für bestimmte Anforderungsprofile)
gutachtlich zu äußern. Der Gutachter betreibt daher keine Therapie.
Die gutachtliche Entscheidung kann aufgrund eines entsprechenden Akten-
studiums (Begutachtung nach Aktenlage) oder einer körperlichen Untersuchung herbeigeführt werden. Das Ergebnis der Begutachtung wird in einem
Gutachten zusammengefaßt, welches sowohl die zur Entscheidungsfindung
vorliegenden Voraussetzungen als auch die gutachtliche Stellungnahme
bzw. Folgerung beinhaltet /109/. Zur Abfassung von Gutachten bedarf es
einer besonderen gutachterlichen Ausbildung und ärztlichen Erfahrung.
Der Gutachter muß besondere Kenntnisse besitzen über ursächliche Zusammenhänge von Gesundheitsstörungen, ihre Auswirkungen auf die Erwerbstä-
tigkeit und die damit zusammenhängenden leistungsrechtlichen und versicherungsmedizinischen Begriffe.

Um qualifizierte und von ärztlicher Seite legitimierte sachgerechte Ver-
waltungsentscheidungen im Interesse einer wohlverstandenen Betreuung der
Versicherten treffen zu können, machte sich mit der zunehmenden Entfaltung der Sozialversicherung seitens der Versicherungsträger das Bedürfnis geltend, über eigene ärztliche, vorwiegend gutachterliche und bera-
tend tätigen Dienste zu verfügen. Damit sind die verschiedenen Gutachterdienst im Gesundheitswesen angesprochen /109/.

Im einzelnen unterscheidet man:

- Vertrauensärztlicher Dienst (VäD)
  Der Vertrauensärztliche Dienst ist der gemeinsame medizinische Gutachterdienst der gesetzlichen Krankenversicherung. Er ist als Gemein-
  schaftsaufgabe der gesetzlichen Krankenversicherung den 17 Landesversi-
  cherungsanstalten und der Allgemeinen Ortskrankenkasse Berlin als Träger der Gemeinschaftsaufgaben angegliedert. Seine gesetzlichen Aufgaben ergeben sich insbesondere aus §§ 369 b und 223 Reichsversicherungs-
  ordnung (RVO). Danach hat der Vertrauensärztliche Dienst insbesondere
  die Verordnung von Versicherungsleistungen nachzuprüfen, die Begutachtung der Arbeitsunfähigkeit zur Sicherung des Heilerfolges und im Zusammenhang mit der Einleitung von Rehabilitationsmaßnahmen resp. an
  der Aufstellung eines Gesamtplanes, Begutachtungen vorzunehmen, sowie
  die Krankheitsfälle vor allem im Hinblick auf die in Anspruch genomme-

nen Leistungen zu überprüfen /108, 109/. In jüngerer Zeit hat der Gesetzgeber durch das Kostendämpfungsgesetz die Aufgabenstellung des Vertrauensärztlichen Dienstes über § 369 b RVO ausgeweitet und dabei zunehmend die sozialmedizinische Zielsetzung konkretisiert.

- Rentengutachterlicher Dienst
  Der Rentengutachterliche Dienst prüft aus medizinischer Sicht, ob die Voraussetzungen für eine Rehabilitationsmaßnahme oder die Gewährung für eine Berufsunfähigkeits- oder Erwerbsunfähigkeitsrente vorliegen /109/. Rehabilitationsmaßnahmen gehen Rentenleistungen vor.
- Versorgungsamtsärztlicher Dienst
  Abgegrenzt von der Aufgabenstellung des Rentengutachterlichen Dienstes wird der Versorgungsamtsärztliche Dienst im Rahmen der Beurteilung von gesundheitlichen Kriegs- und Wehrdienstschäden mit den durch das Bundesversorgungsgesetz bzw. Soldatenversorgungsgesetz normierten Tatbeständen tätig /109/. Zusätzlich obliegt dem Versorgungsamtsärztlichen Dienst auch die Begutachtung bezüglich der Anerkennung als Schwerbeschädigter.
- Arbeitsamtsärztlicher Dienst
  Beim Arbeitsamtsärztlichen Dienst liegen die Beurteilungsschwerpunkte in der Feststellung der physischen wie psychischen Eignung für eine bestimmte Arbeit, insbesondere bei Maßnahmen der Arbeitsplatzumschulung und bei Fragen der Berufsfindung. Ähnliche Zielsetzungen verfolgen die Einstellungs- (z.B. Flugpersonal) und Musterungsuntersuchungen. Träger des Arbeitsamtsärztlichen Dienstes, der bei den Arbeitsämtern tätig ist, ist die Bundesanstalt für Arbeit.

4.5 Gesundheitssysteme

Leistungsträger zur Wahrnehmung der vorgenannten Funktionen medizinischer Versorgung, also etwa öffentlicher Gesundheitsdienst, Arztpraxen, Zahnarztpraxen, Krankenhäuser, Rettungsdienststellen, Altersheime usw., bezeichnet man als Gesundheitssysteme.

Ein Gesundheitssystem kann je nach Art und Zweck der Untersuchung unter verschiedenen Aspekten betrachtet werden. Zur Abgrenzung eines Gesundheitssystems gehört zunächst eine bestimmte Bevölkerung (Consumer), die Bestimmung von Gesundheitsdienstleistungen und Gesundheitsgütern, medizinischer und nichtmedizinischer Maßnahmen sowie die Festlegung seiner Elemente (z.B. ärztliches und nichtärztliches Personal (Producer), medi-

zinisch-technische Einrichtungen), ihrer Eigenschaften und Relationen
(Regeln, Verfahren, Prozeßabläufe). Aus diesen Eigenschaften ergeben
sich dann Struktur (Aufbauorganisation) und Verhalten (Ablauforganisation) des Gesundheitssystems.

Am Beispiel des Klinikums sollen stellvertretend die zentralen Funktionsbereiche eines Gesundheitssystems näher angeführt werden. Diese sind
prinzipiell bei etwas anderer Akzentuierung und Namensgebung auf dem all-
gemeinärztlichen Sektor ebenso identifizierbar, wie auf dem Gebiet der
überregionalen Gesundheitspflege. Im einzelnen unterscheidet man:

- administrativer Bereich (Hospital- oder Betriebs-Management),
- ärztlicher und pflegerischer Bereich (Patienten-Management, Gesundheitsversorgung),
- akademisch-medizinischer Bereich (Forschung, Lehre und Weiterbildung).

Diese sind nochmals in Figur 4.5-1 detailliert dargestellt.

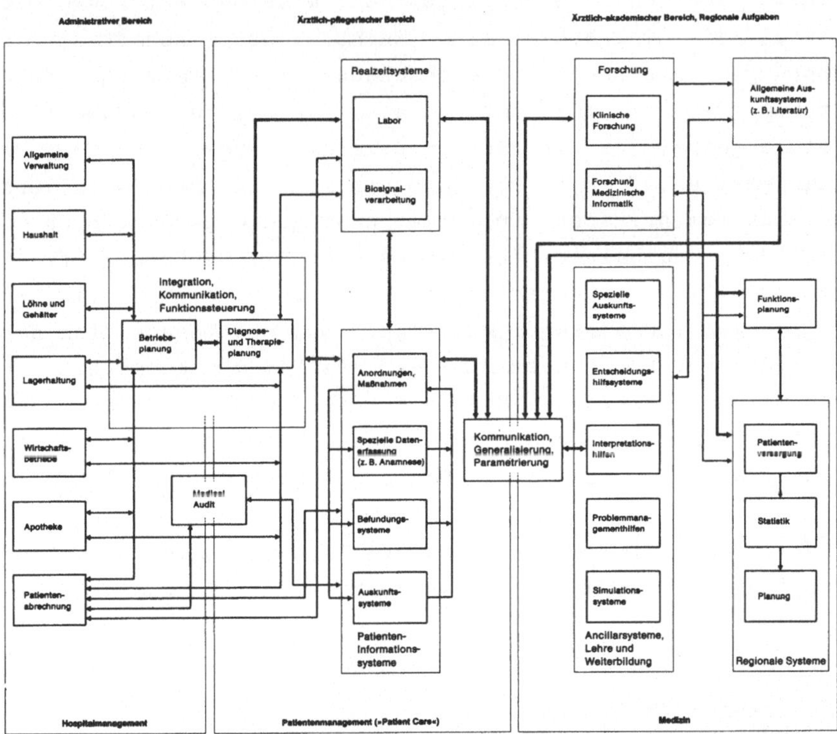

<u>Figur 4.5-1</u> Funktionsbereiche eines Gesundheitssystems dargestellt am
Beispiel des Klinikums nach REICHERTZ /84/. Weitere Erklä-
rungen siehe /84/.

Es erweist sich oft als notwendig und zweckmäßig, das Gesundheitssystem
entsprechend nach den für den jeweiligen Untersuchungsgegenstand relevanten Aspekten aufzugliedern oder zusammenzufassen. Auf diese Weise
wird eine Systemhierarchie eingeführt, die ihren Niederschlag in den
Begriffen "Übersystem", "Subsystem" und "Teilsystem" findet. Durch sinnvolles Zusammensetzen von Systemen können größere Systeme (Übersysteme
- siehe hierzu DAENZER /15/ -), durch sinnvolles Zerlegen kleinere Systeme (Subsysteme) entstehen. Systembestandteile (Subsysteme oder Elemente) und deren Beziehungen, die im Hinblick auf eine gewählte Betrachtungsweise von Bedeutung sind, werden als Teilsysteme bezeichnet.

Ordnet man in einem ersten systemanalytischen Ansatz die Funktionen der
medizinischen Versorgung (siehe Abschnitt 4.4) entsprechenden Gesundheitssystemen zu, so ergibt sich die in Figur 4.5-2 dargestellte Funk-
tions- und Leistungsstruktur des Gesundheitswesens, die eines der Ergebnisse einer in Schleswig-Holstein durchgeführten Analyse des Gesundheitswesens war. Daraus ist ersichtlich, daß das Gesamtsystem der gesundheitlichen Versorgung durch eine Vielzahl von Gesundheitssystemen unter-
schiedlichster Art gekennzeichnet ist, die miteinander, sowie mit ihrer
Umwelt, in die sie eingebettet sind (Rechts-, Gesellschafts-, Wirt-
schaftsordnung), in einer kaum durchschaubaren Vielfalt von Wechselbeziehungen stehen. Den Leistungsträgern, die ihre Leistungen unmittelbar erbringen stehen dabei die mittelbaren Leistungsträger gegenüber, welche
von Solidargemeinschaften in der Form der gesetzlichen Sozialversicherung aber auch von privaten, freigemeinnützigen Organisationen und von
den öffentlichen Haushalten getragen werden. Die Gewährung bzw. Finanzierung von Gesundheitsleistungen orientiert sich dabei an administrativen
Rahmenbedingungen der zuständigen Träger. Das gemeinsame Ziel der Gesundheitsversorgung erfordert aber ein gewisses Maß von Koordination der verschiedenen Gesundheitssysteme und Interessenlagen. Um diese zu gewährleisten bedarf es einer weit ausgebauten Gesundheitsgesetzgebung, die in
der BRD zum großen Teil durch die Sozialgesetzgebung erfolgt.

Zur gesundheitsökonomischen Erfolgs- und Zustandsanalyse des Gesundheitswesens bedient man sich sogenannter "Sozialindikatoren" wie etwa

- geschlechtsspezifischer Lebenserwartung,
- Säuglingssterblichkeit,
- Müttersterblichkeit,
- Krankenstand,

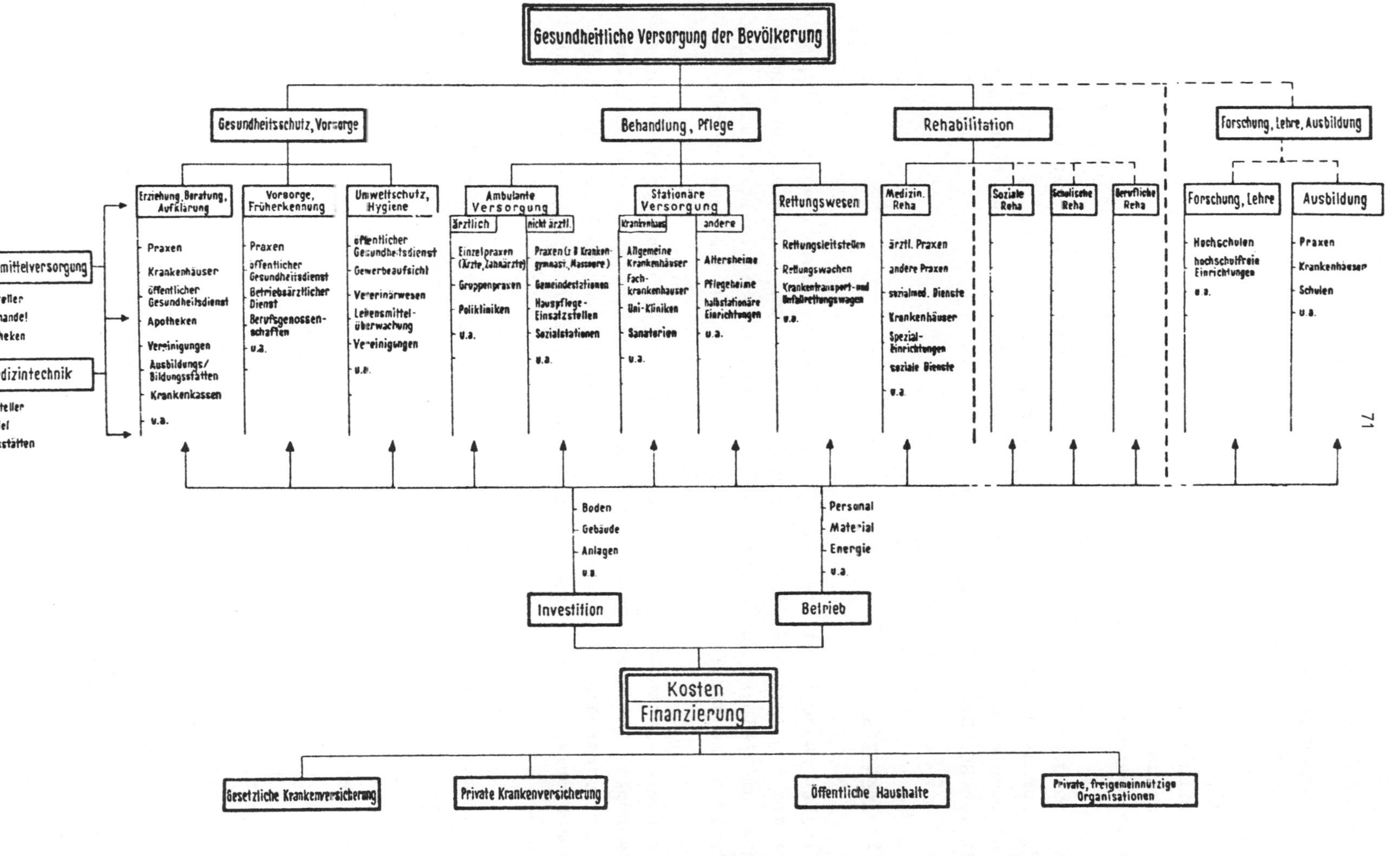

Figur 4.5-2 Funktions- und Leistungsstruktur des Gesundheitswesens nach BESKE und WILHELMY /4/.

- Arbeitsunfähigkeitsfälle,
- Arbeitsunfähigkeitszeiten,
- Invaliditätsrate,
- Mortalitätsrate,
- Krankenhausfälle,
- Krankenhaustage,
- Krankenhaushäufigkeit,

auf die an dieser Stelle nur kurz hingewiesen werden soll. Weitere Vorschläge zur Entwicklung praktisch anwendbarer Indikatoren für die Effektivitätsbeurteilung gesundheitspolitischer Maßnahmen finden sich in der Arbeit von HELBERGER und SÖRGEL /46/.

4.6 Projektträger

Als Projektträger bezeichnet man die Stelle einer Linienorganisation, welche die Projektzuständigkeit, d.h. gegenüber der projektausführenden Instanz unmittelbare Anordnungs- und Weisungsbefugnis besitzt. Dabei unterscheidet man die Form der Einzel- und der Mehrprojektträgerschaft /136/.
Eine Einzelprojektträgerschaft ist dann angezeigt, wenn sich der Problemlösungsprozeß im Verantwortungsbereich eines bestimmten Lenkungssystems (Entscheidungsträgers) abspielt oder Lenkungssysteme mehrerer Bereiche, die vom Problemlösungsprozeß betroffen sind, die entsprechenden Entscheidungs- und Weisungsbefugnisse an dasjenige System delegieren, welches die Einzelprojektträgerschaft ausübt. Umfaßt ein Projektträger mehrere Lenkungssysteme, deren Kompetenz- und Verantwortungsbereich durch den Problemlösungsprozeß berührt werden, so spricht man von einer Mehrprojektträgerschaft.

In der Regel sind dem Projektträger weitere Entscheidungsinstanzen (z.B. Leiter der projektausführenden Organisation, Projektleiter) nachgeschaltet, deren projektbezogener "Handlungsspielraum" durch die Regularien des Projektträgers festgelegt ist. Beispielsweise sind dies Bestimmungen zur Projektabwicklung wie

- Vorschriften zur Berichtslegung,
- Art (kameralistisch, doppelt) und Form (externe, interne) des Buch-
  und Rechnungswesens,

- Verfügbarkeit zeitlicher, personeller, finanzieller Ressourcen,
- fachliche und disziplinarische Weisungsbefugnis.

Als Projektträger für Projekte im Gesundheitswesen bieten sich an:

- Öffentlicher Dienst,
- Verbände,
- Wirtschaftsunternehmen.

Eine Forschungsförderung ist dann möglich, wenn die Projektziele den Inhalten der jeweils ausgeschriebenen Förderungsprogramme genügen. Die Antragstellung erfolgt nach vorgeschriebenen Regularien (z.B. Antragsfristen, Verwendung von Formblättern, Antragsbegutachtung von neutralen Experten), die gegebenenfalls bei den entsprechenden Institutionen angefordert werden können.
Anträge auf Förderung von Forschungsprojekten im Gesundheitswesen können beispielsweise bei nachfolgenden Institutionen eingereicht werden:

- Bundesministerium für Arbeit und Sozialordnung (Bonn),
- Bundesministerium für Forschung und Technologie (Bonn),
- Bundesministerium für Jugend, Familie und Gesundheit (Bonn),
- Deutsche Forschungsgemeinschaft (Bonn),
- Robert-Bosch-Stiftung (Stuttgart),
- Stiftung Volkswagenwerk (Wolfsburg),
- Zentralinstitut der kassenärztlichen Bundesvereinigung (Köln),
- Wissenschaftliches Institut der Ortskrankenkassen (Bonn).

Vielfach sind jedoch der Projektträger und die ein Projekt finanzierende und/oder ausführende Organisation identisch.
Erfolgt eine Projektförderung durch eines der genannten Bundesministerien, so übertragen die entsprechenden Ministerien die Projektträgerschaft sogenannten "Projektstäben". Diese sind in Großforschungseinrichtungen wie z.B. der Gesellschaft für Strahlen- und Umweltforschung mbH (GSF, München), der Deutschen Forschungs- und Versuchsanstalt für Luft- und Raumfahrt e.V. (DFVLR, Köln), der Gesellschaft für Mathematik und Datenverarbeitung (GMD, St. Augustin), der Gesellschaft für Information und Dokumentation mbH (GID, Frankfurt), der Fraunhofer- und der Max-Planck-Gesellschaft angesiedelt. Jedoch besteht auch bei delegierter Projektträgerschaft stets unmittelbarer Kontakt zwischen der projektausführenden Organisation und den beteiligten Bundesministerien in Form

von Anhörungen und gutachtlich begleiteten Fachgesprächen vor interministeriellen Ausschüssen. Sie sind etwa bei Verfahren zur Genehmigung, Weiterförderung und Begutachtung von Projekten üblich.

5 Management

Der Begriff "Management" erfährt in der Literatur verschiedene Interpretationen. Wie GUTENBERG /36/ ausführt, lassen sich aus den verschiedenartigen Vorstellungen jedoch gemeinsame Charakteristika ableiten. Demnach erfolgt die für das weitere Verständnis notwendige Präzisierung des Begriffes in zwei Richtungen /91/:

- institutionell und
- funktionell.

Institutionell gesehen entspricht Management dem "dispositiven Faktor", d.h. der Art und Anordnung der Träger dispositiver, projektbezogener Aufgaben, deren Kompetenzen, Aufgaben und gegenseitigen Beziehungen. Die Aspekte des institutionellen Managements werden in den beiden Abschnitten 5.1 "Instanzen" und 5.2 "Organisationsformen" behandelt.

Funktionell betrachtet läßt sich Management verstehen als die Gesamtheit der zur Erfüllung der dispositiven Aufgaben erforderlichen Funktionen. Es sind dies die Managementfunktionen Zielsetzung, Planung, Entscheidung, Realisierung und Kontrolle. Diese werden in Abschnitt 5.3 "Funktionen" als abstrakte Elemente eines idealisierten Managementprozesses dargestellt.
Den Abschluß des fünften Kapitels bilden die beiden Abschnitte 5.4 und 5.5, in denen auf Aspekte des Führungsverhaltens und der Kommunikation eingegangen wird.

5.1 Instanzen

Grundlage der Konzeption des Projektmanagements in institutioneller Hinsicht ist die Einsicht, daß von einem gewissen Grad der Komplexität und Umfang eines Projektes an, der Problemlösungsprozeß nicht mehr durch die normale Organisationsstruktur bewältigt werden kann. Vielmehr ist eine spezielle Aufbauorganisation - die Projektstruktur - bereitzustellen.
Wie bei jeder Institutionalisierung von Organisationen, handelt es sich auch bei der Projektstruktur um eine problemorientierte Bildung von Stellen und Instanzen sowie deren organisatorische Institutionalisierung. Als Stelle werde die kleinste aufbauorganisatorische Einheit, bestehend aus Aufgabenkomplexen für einen gedachten Aufgabenträger, als Instanzen "Leitungseinheiten" bezeichnet. Ihre Aufgaben, Kompetenzen und Verantwort-

lichkeiten sind als Hilfsmittel der Projektorganisation in Stellenbeschreibungen /121/ (siehe Figur 5.1-1) und Geschäftsordnungen festgelegt.
Insbesondere ist dabei der klassische Grundsatz der Organisationslehre
- der Einheit von Aufgabe, Kompetenz und Verantwortung - zu beachten.
Der Aufbau der Instanzen und ihre Zusammensetzung kann gegebenenfalls
phasenunabhängig ausgelegt werden. Zum Projektabschluß wird die problemorientierte Projektstruktur aufgelöst oder umdefiniert (z.B. Rückgliederung der Projektmitglieder in ihre Stammorganisation).

```
1   Positionsbeschreibung
    1.1  Stellenbezeichnung und Abkürzung
    1.2  Rang des Stelleninhabers
    1.3  Vorgesetzter des Stelleninhabers (fachlich, disziplinarisch)
    1.4  Stellvertretung (unmittelbar nachgeordnete Stellen)


2   Aufgaben des Stelleninhabers
    2.1  Fachaufgaben (Planungs-, Entscheidungs-, Ausführungs-,
         Kontroll- und Überwachungsaufgaben)
    2.2  Sonderaufgaben (Mitarbeit in Ausschüssen, Konferenzen,
         Arbeitskreisen)
    2.3  Zusammenarbeit mit anderen Stellen


3   Teilnahme am Informationswesen
    3.1  Informationsrechte (eingehende Information)
    3.2  Informationspflichten (ausgehende Informationen)


4   Mitwirkung bei Entscheidungen
    4.1  Alleinentscheidungsrechte
    4.2  Mitentscheidungsrechte


5   Befugnisse des Stelleninhabers
    5.1  Vertretungsbefugnis
    5.2  Verfügungsbefugnis
    5.3  Unterschriftenbefugnis
    5.4  Weisungsbefugnis


6   Anforderungen an den Stelleninhaber


7   Bewertungsmaßstab für die Stelle


8   Gültigkeit und Änderung der Stellenbeschreibung
```

Figur 5.1-1 Checkliste für eine personenneutrale Stellenbeschreibung.

Im einzelnen unterscheidet man je nach Entscheidungs-, Leitungs- und Aus-
führungsfunktion die in Figur 5.1-2 dargestellten Instanzen. Eine Sonder-

stellung nehmen hierbei die Systemanwender ein, da sie je nach ihrer Zugehörigkeit zu entsprechenden Instanzen jede der oben genannten Funktionen ausüben können.

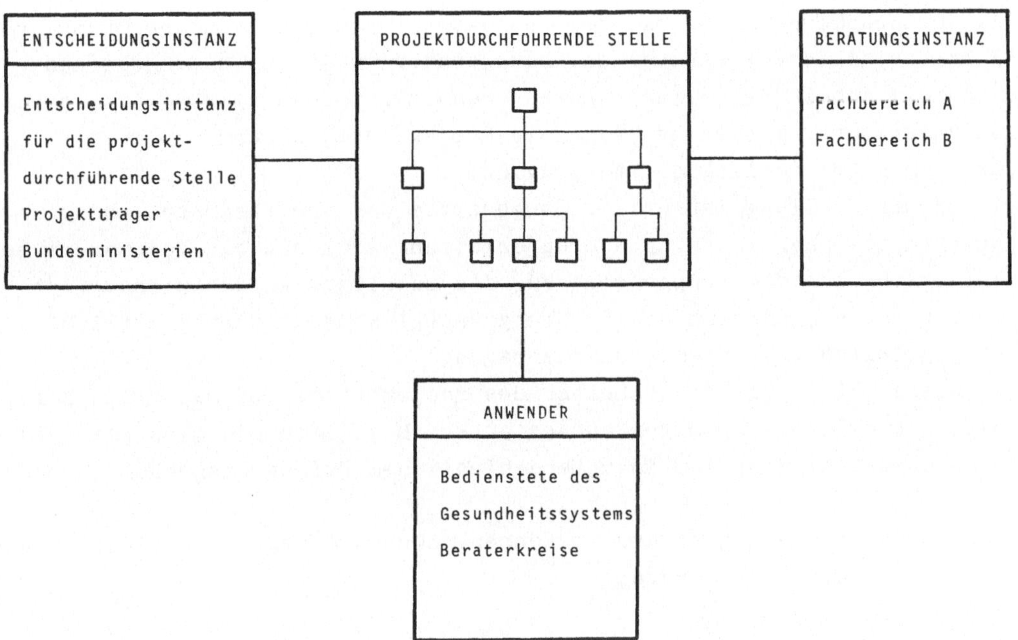

Figur 5.1-2 Beispielhaftes Organigramm einer Projektstruktur.

Projektleiter

Ein Projektleiter ist dafür verantwortlich, daß die Projektziele mit mi-
nimalem Aufwand nach den vorgegebenen Qualifikationsmerkmalen im Rahmen
des für die Projektabwicklung geplanten Zeitraumes erreicht werden. Seine Aufgaben sind die Projektplanung (Ziele, Personal, Termin, Sachmittel, Budget) und die Projektsteuerung (Mitarbeiterführung, Informations-
wesen und Kontaktpflege, Herbeiführung von Entscheidungen, Projektkoor-
dination, Einhaltung der Projektplanung, sach- und fachgerechte Projektdurchführung); wobei eine Steuerung nur möglich ist, wenn eine Projekt-
kontrolle (Projektdurchführung, Arbeitsergebnisse) stattfindet. Je nach
seiner Stellung als /122/

- Gruppensprecher

  In dieser Stellung besitzt der Leiter der Gruppe keine besonderen Kompetenzen, aber auch keine speziellen Verantwortungen. Er ist hier ausschließlich "Sprachrohr" der Projektgruppe und damit "Erster unter Gleichen".

- Gruppenkoordinator

  Als Gruppenkoordinator hat der Projektleiter die Arbeit der Gruppe möglichst effizient zu gestalten. Dazu erhält er die Anordnungsbefugnis über die Arbeitsverteilung. Daraus resultiert zwangsläufig eine gewisse Verantwortung für eine wirksame Projektdurchführung.

- Gruppenleiter (kollegiale Ausprägung)

  In dieser Stellung ist er der Vorgesetzte der Projektgruppe und vertritt diese nach außen. Die Gruppenleitung schließt die Verfahrensverantwortung für die Gruppe ein. Für die sachliche Aufgabenlösung ist aber nicht er, sondern die Projektgruppe insgesamt verantwortlich.

- Projektleiter (hierarchische Ausprägung)

  In dieser Stellung ist er Leiter des Projektteams und mit allen Befugnissen und Verantwortungen ausgestattet. Lediglich die disziplinarische Kompetenz kann ihm in unterschiedlichem Umfang eingeräumt werden.

Um diese Verantwortung tragen zu können, müssen einem Projektleiter auch Befugnisse eingeräumt werden:

- Einflußnahme auf die Projektplanung.
- Mitbestimmung bei der Festlegung der Projektaufgaben und der Projektziele.
- Mitwirkung bei der Auswahl der Projektmitarbeiter. Dieses Mitwirkungsrecht sollte auch die Ablehnung eines Mitarbeiters einschließen.
- Weisungsrecht gegenüber den Projektmitarbeitern entsprechend der Unterscheidung in fachliche und disziplinarische Kompetenz.
- Anspruchsrecht auf alle projektrelevanten Informationen einschließlich ihrer Verwertung durch das Projektteam.
- Einvernehmliches Entscheidungsrecht über die Problemlösung in Abstimmung mit Fachabteilung und Projektgruppe.

Auswahlkriterien für einen Projektleiter sind seine:

- Führungsqualifikation,
- Fachkenntnisse,
- Erfahrung und
- Persönlichkeitswerte.

Führungseigenschaften sind persönlichkeitsabhängig, Führungstechnik läßt
sich lernen. Fachkenntnisse resultieren aus seiner Ausbildung und der
bisherigen Tätigkeit, müssen jedoch laufend ergänzt werden (Weiterbildung). Kenntnisse und Erfahrungen, die sich auf die Methoden und Techniken des Projektmanagements beziehen, sind - im Gegensatz zu Kenntnissen
und Erfahrungen im Bereich der sachlichen Aufgabenstellung des Projekts -
von einem Projektleiter zwingend erforderlich, wenn auch fundierte Kenntnisse über das Aufgabengebiet für die Erarbeitung der Problemlösung för-
derlich sind. Ein Projektleiter sollte ein Projektgeneralist und kein
Projektspezialist sein! Von ihm darf daher nicht erwartet werden, daß er
alle fachlichen Probleme selbst zu lösen imstande ist. Seine fachliche
Qualifikation sollte aber folgenden Anforderungen genügen:

- gut fundierte technische Allgemeinbildung (insbesondere der medizinischen Informatik) auf breiter Basis, um sich bei Bedarf rasch in Spe-
  zialgebiete einarbeiten zu können,
- Beherrschen der verschiedenen Methoden und Hilfsmittel für die Planung,
  Steuerung und Befriedigung der vielfältigen Koordinations- und Informationsbedürfnisse unterschiedlicher Adressatenkreise,
- Fähigkeit zur Konzentration auf das Wesentliche und damit Bereitschaft
  zur Delegation von Teilaufgaben,
- Kenntnis der Verfahren und Mittel, die in der Ausführungsphase zum Einsatz gelangen (Branchenkenntnisse),
- Grundkenntnisse für die Behandlung von kaufmännischen, juristischen
  und versicherungstechnischen Problemen,
- stark interpersonale Fähigkeiten zum Führen eines Teams von Fachspezia-
  listen (kooperativer Führungsstil, Toleranz und Gespür für den Aufbau
  eines Teams usw.).

Neben den üblichen Qualifikationserfordernissen eines Vorgesetzten sind
in der Hektik der Projektabwicklung insbesondere nachstehende Eigenschaften für die Person des Projektleiters von Bedeutung:

- Teamgeist,
- ausgeprägtes Selbstvertrauen,
- emotionale Stabilität insbesondere bei Personalkonflikten,
- Durchsetzungsvermögen,
- gute Gesundheit,
- Streßstabilität,
- starker "Drive", der jedoch nicht zu Hektik und Streß führen darf,
- Kontaktfreudigkeit (z.B. keine Isolationspolitik im Team),

- aktive und passive Informationsbereitschaft,
- überlegte Risikobereitschaft,
- Entscheidungsfähigkeit,
- Motivationsfähigkeit, Einfühlungsvermögen,
- analytisches, systematisches und logisches Denkvermögen,
- Organisations- und Improvisationsgeschick,
- Konfliktmanagement,
- Kreativität,
- Sorgfalt,
- geringes Bedürfnis nach Statussymbolen,
- rasche, zielgerichtete Urteilsfähigkeit ohne zu verletzen.

Darüber hinaus sollte ein Projektleiter aus vielfältigen Gründen ganz besonders frustrationsimmun sein.
Erstens wird er oft für den Erfolg, das heißt die Zielerfüllung des Projektes verantwortlich gemacht, an dessen Zielfestsetzung er unter Umständen gar nicht beteiligt war. Unrealistische Zielsetzungen und schlechte Vertragsabschlüsse, die vor seiner Nominierung entstanden sind, machen seine Aufgabe unlösbar /103/. Zweitens muß ein Projektleiter aus seiner Aufgabenstellung heraus vielfach Druck auf funktionale Abteilungen ausüben, der ihn nicht beliebter macht und seine Arbeit nicht erleichtert /103/. Zudem ist er besonderer Kritik ausgesetzt, da sein Wirken einen Niederschlag immer in fremden Bereichen findet und eventuell von ihm begangene Fehler sehr schnell sichtbar werden. Drittens findet man oft, daß die Entscheidungsinstanz zu hohe, unerfüllbare Erwartungen in den Projektleiter setzt. So ist sie häufig der Ansicht, daß schon die Nominierung des Projektleiters Probleme der bisherigen Aufbau- und Ablauforganisation löst, während sie diese tatsächlich nur um so sichtbarer macht /103/. Eine vierte Ursache für Frustrationen ist oft die Unsicherheit über die eigene Stellung nach Abschluß des Projektes /103/.

Projektteam

Projekte werden üblicherweise von mehreren Mitarbeitern bearbeitet: dem Projektteam. Die Gründe dafür sind beispielsweise:

- Die Zeitdauer für die Projektdurchführung verkürzt sich.
- Das Projektrisiko des Personalausfalles wird vermindert.
- Die von der Projektaufgabe berührten Abteilungen können an der Projektarbeit direkt beteiligt werden.

- Subjektive Einflüsse auf die Problemlösung kommen in der Gruppe weniger zum Tragen.
- Eine Gruppe ist meistens kreativer als der einzelne.
- Für interdisziplinäre Projekte ist häufig kein kompetenter Fachmann verfügbar.

"Ein Team ist einer konventionellen Arbeitsgruppe aber nur dann überlegen, wenn seine Mitglieder über ein Mindestmaß an gemeinsamen "Zeichen" verfügen, gemeinsame Kommunikationsregeln kennen und beachten, über ein hohes Maß an interpersonaler Sensitivität und gleichzeitig über ein hohes Maß an Selbstkontrolle verfügen, flexibel, flüssig und originell denken können und sich dabei aber auch so leistungsmotiviert verhalten, daß sie sich selbst realistische Anspruchniveaus setzen, Zutrauen zu den eigenen Fähigkeiten haben und auch bereit sind, selbst unkonventionelle Problemlösungen nach außen hin zu vertreten" /49/.

Aufgrund des multidisziplinären Problemfeldes können an der Abwicklung von (DV-)Projekten im Gesundheitswesen Mitarbeiter verschiedenster Ausbildungen beteiligt sein:

- Anwendungsprogrammierer,
- Biologen,
- Epidemiologen,
- Hardwarespezialisten,
- Informatiker,
- Mathematisch-technische Assistenten,
- Mediziner verschiedener Fachrichtungen,
- Medizininformatiker,
- Medizinische Dokumentationsassistenten,
- Medizinisch-technische Assistenten,
- Physiker,
- Schreibkräfte,
- Sekretärinnen,
- Statistiker,
- Systemanalytiker,
- Systemprogrammierer,
- Verwaltungsfachleute.

Die zur Abwicklung eines Projektes erforderlichen Mitarbeiter rekrutieren sich

- aus bereits vorhandenen Stellen (Organisationsabteilung, betroffene
  Fachabteilung) der projektausführenden Institution (z.B. Poolprinzip;
  aufgabenbezogene Freistellung der Mitarbeiter) oder
- können auf dem freien Personalmarkt angeworben werden.

Auswahlkriterien für die Mitglieder des Projektteams sind in erster Linie fachliche Qualifikation und betriebliche Praxis. Jedoch sollten auch junge Mitarbeiter in das Projektteam aufgenommen werden, da sie noch nicht "betriebsblind" sind. Der Projektmitarbeiter sollte insbesondere zur Teamarbeit bereit sein, dies auch in Anonymität, denn nichts schadet einem Projekt mehr, als Mitarbeiter die auf Kosten der Sache um persönliches Prestige oder die Aufmerksamkeit des Managements kämpfen. Nachstehende Persönlichkeitseigenschaften sollten bei der Mitarbeiterauswahl beachtet werden:

- Anpassungsfähigkeit,
- Bereitschaft zu kooperativer Arbeit,
- geistige Fähigkeit,
- Kreativität,
- Initiative,
- Standvermögen,
- Kritikfähigkeit,
- Bereitschaft Kritik zu ertragen,
- Begeisterungsfähigkeit,
- Risikobereitschaft,
- Lern- und Lehrfähigkeit,
- Verantwortungsbewußtsein,
- Sorgfalt,
- Identifikation mit der Aufgabenstellung.

Wie groß sollte ein Projektteam zweckmäßigerweise sein? Sicherlich richtet sich die Größe eines Teams in erster Linie nach dem Umfang und den einzelnen Phasen eines Projektes. Um jedoch die Antwort auf die gestellte Frage zu präzisieren, sei das Brook'sche Gesetz herangezogen /zit. 102/. Demnach besteht der Zeitbedarf für jede im Team geleistete Arbeit aus zwei Grundkomponenten:

- der produktiven Arbeit am Projektfortschritt selbst sowie
- der Kommunikation und der gegenseitigen Abstimmung der Teammitglieder
  untereinander.

Gäbe es nur die erstgenannte Komponente, so würde der Zeitbedarf t für
ein Projekt mit n eingesetzten Mitarbeitern entsprechend t $\sim$ 1/n absin-
ken. Geht man jedoch davon aus, daß jeder Mitarbeiter mit jedem anderen
in der Zeit k eine bestimmte Menge an Informationen austauschen muß, so
ergibt sich für den Zeitbedarf das Brook'sche Gesetz der Form:

$$t \sim 1/n + k \left(\frac{n}{2}\right) \approx 1/n + kn^2/2 \quad \text{/zit. 102/.}$$

Handelt es sich um ein Projekt mit starker gegenseitiger Abhängigkeit der
Einzelarbeiten voneinander, so existiert ein Minimum der Kurve und eine
zugehörige (termin-)optimale Mitarbeiterzahl, deren Steigerung sowohl
die Kosten- als auch die Terminsituation ungünstiger gestaltet (siehe Figur 5.1-3).
Aus gruppendynamischen und kommunikationstechnischen Überlegungen dürfte
daher die optimale Teamgröße zwischen 6 und 10 Mitarbeitern liegen. Mindestens sind jedoch 3, höchstens 15 Mitarbeiter in Ansatz zu bringen.

Externe Mitarbeiter

Vielfach reicht die Personalkapazität eines Projektteams in bestimmten
Phasen nicht aus. Zudem sind oft nicht alle erforderlichen Spezialkennt-
nisse und Erfahrungsbereiche bei den Projektmitarbeitern vorhanden. Deshalb können an externe Hilfskräfte und Experten aus Wissenschaft und Verwaltung klar abgegrenzte Teilaufgaben vergeben werden. Dazu ist es erforderlich, zwischen Auftraggeber und Auftragnehmer eine klar umschriebene
Vertragsbasis zu schaffen, die ähnlich Figur 5.1-4 strukturiert sein
könnte.

Anwender (siehe hierzu auch Abschnitt 4.1)

Als Anwender sollen diejenigen Personen bezeichnet werden, denen die Entwicklung und Realisierung der Problemlösung (z.B. des MDV-Systems) primär
Nutzen bringen soll. Sie arbeiten insofern konkret an der Entwicklung der
Problemlösung mit, als sie ihre Bedürfnisse artikulieren, ihre inhaltlichen und verfahrensorientierten Anforderungen spezifizieren und über Be-
raterkreise in den Entscheidungsgremien (Ausschüssen) vertreten.

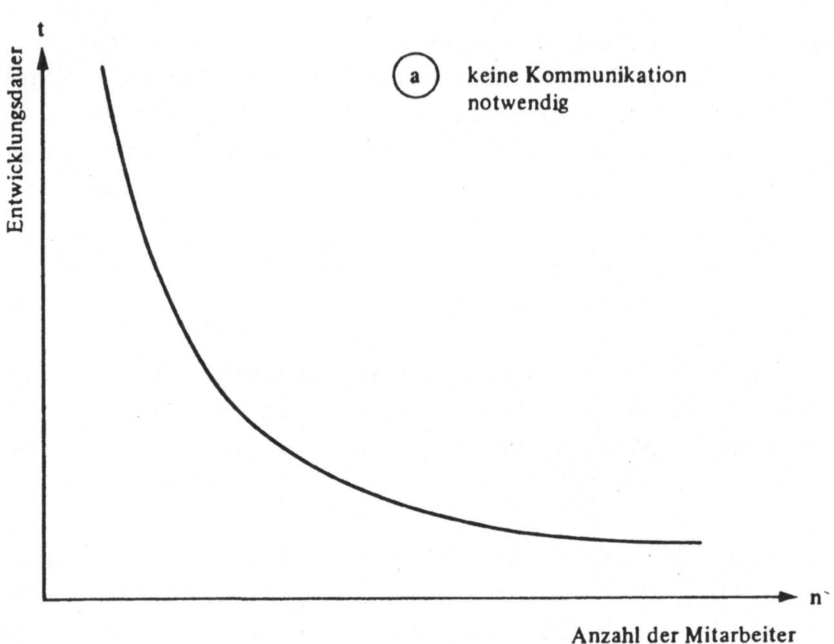

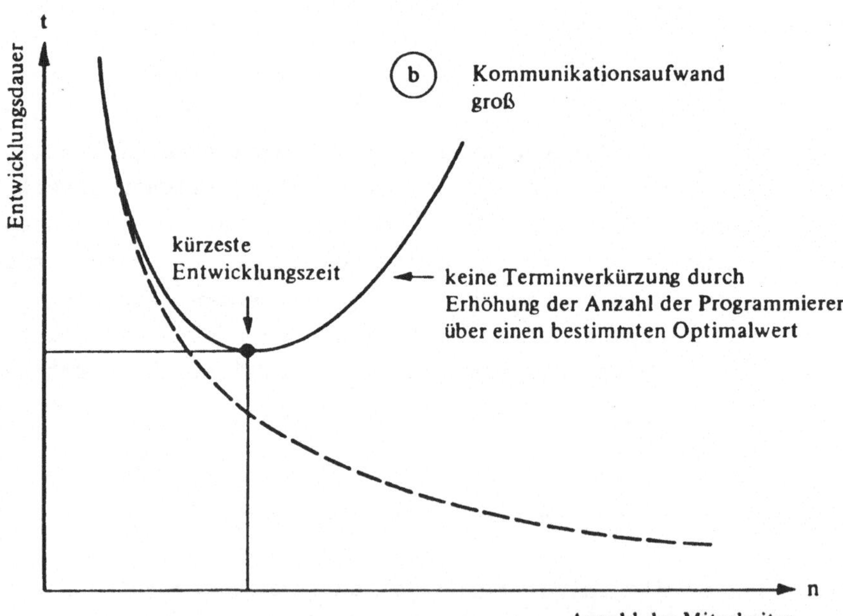

<u>Figur 5.1-3</u>   Einfluß des Kommunikationsaufwandes auf den Gesamtaufwand
nach SCHNUPP et al. /102/ gemäß dem Brook'schen Gesetz.
Durch Erhöhung der Anzahl der Projektmitarbeiter über einen
bestimmten Optimalwert läßt sich die Entwicklungsdauer
nicht verkürzen.
Symbolik: a = ohne Berücksichtigung des Kommunikationsauf-
wandes
b = mit Berücksichtigung des Kommunikationsauf-
wandes

. Vertragspartner (Auftraggeber, Auftragnehmer)
. Vertragsgegenstand
. Ausführungsfristen
. Vergütung
. Zahlungsfristen
. Berichterstattung an den Auftraggeber
. Abnahme des Arbeitsergebnisses
. Nutzungsrechte
. Gewährleistung
. Rücktrittsrecht, Auflösung des Vertrages
. Gerichtsstand
. Nebenabreden (z.B. "Vertragsänderungen bedürfen der Schriftform", "der Vertrag wird erst mit Zustimmung des Projektträgers gültig")
. Datum
. Unterschriften der Vertragspartner

__Figur 5.1-4__   Checkliste eines Werkvertrages für externe Projektmitarbeiter.

Beratungsinstanz

Aufgrund ihrer ausschließlich beratenden Funktion hat eine Beratungsinstanz keinerlei Entscheidungsbefugnisse. Ihre Mitglieder sollen ihr Fachwissen und ihre Vorstellungen zu Zwischen- und Endergebnissen der Problemlösung einbringen, Anregungen und neue Denkansätze mit dem Projektteam diskutieren, Planungsergebnisse auf Realisierbarkeit überprüfen und Veränderungen des Planungsumfeldes mit dem Team abstimmen. Daher sollten einer Beratungsinstanz in erster Linie Fach- und Führungskräfte (Opinion-Leader) der betroffenen Anwenderabteilungen angehören, die ihre speziellen fachlichen Anforderungen aus dem jeweiligen Einsatzgebiet einbringen. Gegebenenfalls können für die gesamte Dauer des Projektes oder nur temporär weitere Experten (z.B. aus Kontaktprojekten) hinzugezogen werden, um Detailprobleme abzustimmen und Schnittstellenfragen abzuklären.
Es empfiehlt sich, Funktion und Arbeitsweise der Beratungsinstanz in einer Geschäftsordnung festzulegen. Im einzelnen sollten geregelt werden:

- Leiter der Beratungsinstanz,
- Mitglieder der Beratungsinstanz,
- Protokoll (Anfertigung des Protokolls, Behandlung von Einsprüchen, Genehmigung),
- Tagungsmodus,
- Informationsfristen.

Entscheidungsinstanz

Die Entscheidungsinstanz (auch oft als Lenkungsausschuß bezeichnet) bildet die Kontrollinstanz für Projektleiter und Projektteam.
Sie ist deshalb zuständig für alle Entscheidungen, welche die Kompetenzen eines Projektleiters im gegebenen Einzelfall überschreiten. Allen Mitgliedern der Entscheidungsinstanz muß dabei bewußt sein, daß eine verzögerte Entscheidungsbildung sehr negative sachliche (z.B. Laufzeitverschiebung) und psychologische Auswirkungen (z.B. Arbeitsplatzunsicherheit) auf laufende Projekte haben kann.

Bei der Bildung einer Entscheidungsinstanz ist darauf zu achten, daß ihre Mitglieder sich mit dem Projekt identifizieren und über die entsprechende fachliche und finanzielle Kompetenz verfügen. Auch darf die Instanz nicht zuviel (Prestige-)Mitglieder haben. Mitglieder einer Entscheidungsinstanz sind üblicherweise Führungskräfte der vom Projekt betroffenen Bereiche und Abteilungen. Je nach Art des Projektträgers ist auch ein mehrstufiger Aufbau der Entscheidungsinstanz denkbar: Die in der Hierarchie höher stehende Instanz (z.B. Projektträger eines Bundesministeriums) ist die Entscheidungsinstanz für mehrere Projekte, die in der Hierarchie untergeordnete Instanz (z.B. Leiter der projektausführenden Institution und deren Trägerschaft) ist die Entscheidungsinstanz für den Projektleiter.

5.2 Organisationsformen

Aus der Tatsache, daß ein Projektteam nicht isoliert im Raum steht, sondern eine zusätzliche Formation zur bestehenden Linienorganisation der projektausführenden Organisation darstellt, resultiert ein vielschichtiges Beziehungsfeld zwischen Projektteam einerseits und Linienorganisation andererseits. Als Beziehungskategorien können angeführt werden:

- Aufteilung der Entscheidungskompetenz hinsichtlich
  -- terminlicher Festlegung,
  -- die Problemlösung betreffende Entscheidungen,
  -- der Festlegung über die Abwicklung des Problemlösungsprozesses,
  -- des Einsatzes der Mitarbeiter,
  -- dem Setzen von Prioritäten für die Inanspruchnahme der Ressourcen,

- personelle Beziehungen (z.B. matrixmäßige Doppelzugehörigkeit eines
  Mitarbeiters zu mehreren Projekten),
- Informationsbeziehungen (z.B. Problemlösung benötigt betriebliches
  Know-how),
- Konkurrenzbeziehungen um Ressourcen (z.B. ein Bereich der Linienorga-
  nisation muß "Dienstleistungen" für ein Projekt erbringen).

In Abhängigkeit der formalen Aufteilung der Weisungs- und Entscheidungsbefugnisse des Projektleiters unterscheidet man drei typische Formen der
Projektorganisation /5, 9, 20, 91, 136/:

- reine Projektorganisation,
- Einfluß-Projektorganisation,
- Matrix-Projektorganisation.

Bei allen drei Verfahren kann sich der Aufbau und die Zusammensetzung
des Projektteams von Phase zu Phase ändern. Man spricht daher von einer
statischen oder dynamischen Zuordnung der Manpower im Projektablauf.

Bei der statischen Verfahrensweise ordnet man die Manpower einem Projekt
beginnend mit der Phase der Projekteinrichtung zu und läßt diese bis zum
Projektabschluß unverändert. Als Vorteile lassen sich anführen:

- Geringer organisatorischer Aufwand. Die Zuordnung von Manpower zu einem Projekt wird nur ein einziges Mal getroffen; sie bleibt bis zum
  Projektabschluß bestehen.
- Intensive persönliche Kommunikation zwischen Designer und Anwender.
- Die direkte Zuordnung und die persönliche Kommunikation zwischen Auftraggeber und Designer führt zu einem starken Engagement der Ausführenden für das von ihnen zu bearbeitende Projekt.

Den genannten Vorteilen stehen als Nachteile gegenüber:

- Keine oder nur wenig Transparenz für das Management bei mehreren Pro-
  jekten für die Gesamtleitung.
- Abhängigkeit des Projektes von einem oder wenigen Ausführenden.
- Die Spezialisierung von Personal auf ein Projekt birgt die Gefahr der
  "Betriebsblindheit". Der dadurch bedingte Verlust der Flexibilität der
  Ausführenden ist nicht gering zu erachten.
- Die Qualität des Endproduktes hängt von der Zuordnung der Manpower ab.

Bei der dynamischen Zuordnung wird die Manpower jeweils den einzelnen
Projektphasen zugeordnet: "Fließbandprinzip" (z.B. Trennung von Organisation und Softwareentwicklung). Als Vorteile dieser flexiblen Zuordnung
der personellen Ressourcen lassen sich anführen:

- Transparenz für das Management, als Voraussetzung für ein Funktionie-
  ren jeder Organisation.
- Flexibilität des Personaleinsatzes.
- Optimale Zuordnung von Manpower zu einzelnen Projektphasen. Je nach
  Entwicklungsstand eines Projektes resp. je nach Fähigkeit des einzusetzenden Personals kann bei der Durchführung ein adäquater qualifi-
  zierter Personaleinsatz erfolgen.
- Die Güte der Problemlösung wird damit unabhängig von einzelnen Ausführenden.

Nachteile sind:

- Hoher organisatorischer Aufwand.
- Anonymität der Arbeit.
  Die Ausführenden erstellen meistens nur Teile der Problemlösung und
  sehen selten das fertige Endprodukt.
- Geringes Engagement der Ausführenden.
- Geringe Flexibilität gegenüber interkurrent auftretenden Benutzerwün-
  schen.
- Schnittstellenprobleme zwischen den einzelnen Arbeitsgruppen.
- Anwerbung qualifizierten Personals auf dem freien Stellenmarkt ist bei
  befristeten Arbeitsverträgen schwierig.

Je nach Art des vorgegebenen Environments kommt den genannten Vor- und
Nachteilen eine unterschiedliche Gewichtung zu. Für die Entscheidung,
welche Zuordnung der Manpower günstiger einsetzbar ist, sind demnach si-
tuationsbezogenen Kriterien zu formulieren, die eine Gewichtung der aus-
geführten Vor- und Nachteile gestatten. Ebenso sind Mischformen zwischen
beiden Ansätzen denkbar.

Reine Projektorganisation

Bei der reinen Projektorganisation sind alle an der Durchführung des Projektes beteiligten Mitarbeiter bis zur Ebene der Ausführenden zu einer
Organisationseinheit unter dem Projektleiter zusammengefaßt, weshalb man

sie oft als "selbständige Institution in einer Institution" bezeichnet.
Dabei kann eine starke Identifikation der Projektmitarbeiter vorausgesetzt werden. Sämtliche Ressourcen, die für die Durchführung des Projektes erforderlich sind, unterliegen der Weisungsbefugnis des Projektleiters, was eine schnelle Reaktion bei Störungen ermöglicht. Konflikte zwischen dem Projektteam und anderen Abteilungen werden weitgehend vermieden.
Die reine Projektorganisation begünstigt jedoch einen unzeitgemäßen autoritären Führungsstil und birgt die Tendenz zur "fachlichen Verarmung"
/15/ indem der Projektleiter nur in dem Ausmaß an der fachlichen Weiterbildung der Mitarbeiter interessiert ist, als sie "seinem" Projekt zugu-
te kommt. Darüber hinaus besteht die Gefahr, daß aufgrund eindeutiger Unterstellungsverhältnisse zeitweise benötigte Mitarbeiter im Projekt zu-
rückbehalten werden, obwohl man sie nur noch sporadisch benötigt. Hinzu
kommen hohe organisatorische Umstellungskosten bei Einrichtung und Abschluß des Projektes.

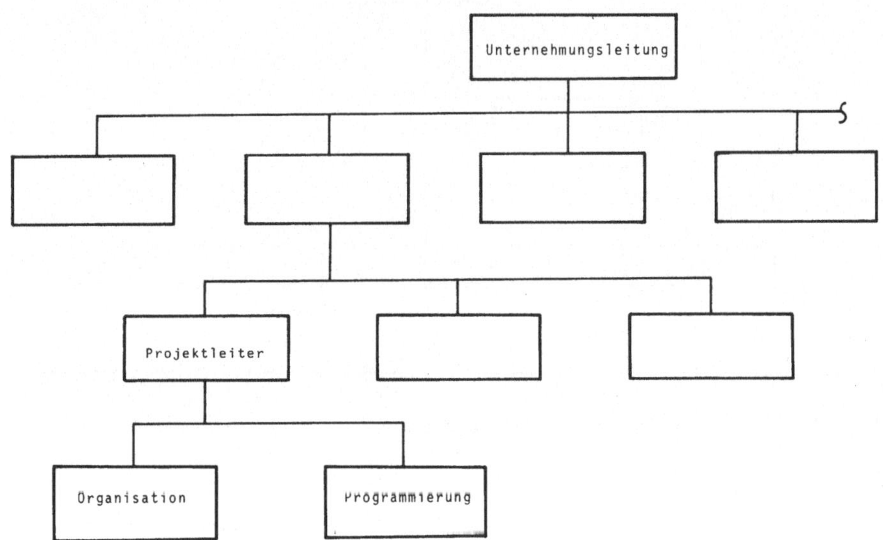

<u>Figur 5.2-1</u>   Projektteam in reiner Projektorganisation /15/. Die Ent-
scheidungskompetenz ist vollständig dem Projektleiter zugeordnet.

<u>Einfluß-Projektorganisation</u>

Während die reine Projektorganisation dem Projektleiter vollständige Weisungsbefugnis allen Projektmitarbeitern gegenüber gibt, übt er bei der
Einfluß-Projektorganisation nur eine beratende, koordinierende, entschei-

dungsvorbereitende Funktion aus. Die Projektmitarbeiter bleiben voll ihren Disziplinarvorgesetzten (z.B. Abteilungsleiter "Programmierung", Abteilungsleiter "Organisation") unterstellt, dieser entscheidet auch über
den Ressourceneinsatz. Dabei besteht die Gefahr von Interessenkonflikten
zwischen Projekt- und Fachabteilung (Stab-Linien-Konflikte) sowie einer
Isolierung des Projektleiters von den übrigen Beteiligten. Da das Projekt
über keine eigenen Ressourcen verfügt, sind Kompetenzschwierigkeiten vor-
gezeichnet. Zudem leidet das Engagement der Projektmitarbeiter darunter,
daß Personalverantwortung und Leistungsbeurteilung bei verschiedenen Vorgesetzten liegen (siehe Figur 5.2-2). Dem steht als Vorteil die Flexibilität hinsichtlich des Personaleinsatzes gegenüber (die gleichen Mitarbeiter können gleichzeitig für verschiedene Aufgaben unter Umständen in
verschiedenen Projekten eingesetzt werden).

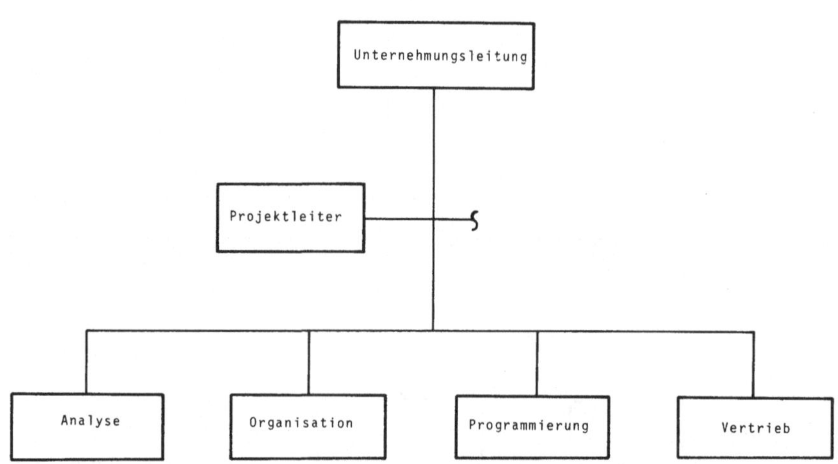

Figur 5.2-2 Einflußprojektorganisation /15/. Die Entscheidungskompetenz
verbleibt bei der Linienorganisation.

Matrix-Projektorganisation

Die Matrix-Projektorganisation ist die häufigste Erscheinungsform einer
Projektorganisation. Sie ist als eine Mischform von reiner und Einfluß-
Projektorganisation aufzufassen bei der die Entscheidungsbefugnis so auf-
geteilt wird, daß (siehe Figur 5.2-3)

- in bestimmten Belangen der Projektleiter entscheidet, während die Zu-
  ständigkeit für andere beim Linienvorgesetzten verbleibt oder
- Projektleiter und Linie gemeinsam entscheiden.

Die Matrix-Projektorganisation bietet bestmöglichste Kapazitätsauslastung bei geringsten organisatorischen Umstellungskosten ist aber zugleich die eigentlich problematische Form, die sofort Fragen nach dem
Verhältnis von Verantwortung und Kompetenz des Projektleiters sowie
nach dem Verhältnis seiner Aufgaben zu den anderen Einheiten der projektdurchführenden Organisation aufkommen läßt. Beispielsweise besteht
die Gefahr, daß ein Linienvorgesetzter unter Umgehung des Projektleiters
fachliche Weisungsbefugnis auf Projektmitarbeiter ausübt. Um solche erkennbaren Reibungsverluste auszuschalten, sollte die formale Kompetenz
des Projektleiters am besten durch die schriftliche Fixierung seiner Aufgaben in einer Stellenbeschreibung gesichert werden. Diese bildet ein
Dokument, dessen Existenz von anderen Abteilungen, die seine Autorität
einengen könnten, nicht übersehen werden kann.

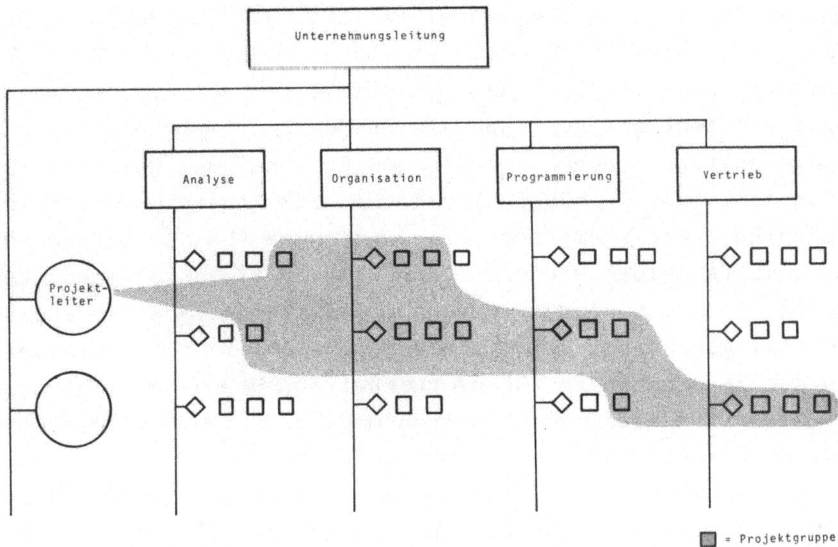

Figur 5.2-3   Matrixorganisation /15/. Die Entscheidungskompetenz wird
              zwischen Linien- und Projektorganisation aufgeteilt.

5.3   Funktionen [+]

Die funktionelle Interpretation des Managementbegriffes beinhaltet die
Projektplanung im Sinne der Aufbau- und Ablauforganisation des Projektes

---

[+] Dieser Abschnitt nimmt im wesentlichen Bezug auf das Referat "Prinzipien des Projektmanagements im Gesundheitswesen" von R. ROSENKRANZ und
P.L. REICHERTZ /91/.

sowie die Projektsteuerung, d.h. alle korrigierenden Maßnahmen, die zur
Erreichung der vorgegebenen Zielsetzung erforderlich sind. GUTENBERG /36/
nennt insbesondere alle planenden, ordnenden und überwachenden Tätigkeiten, die zur Führung des Problemlösungsprozesses ausgeübt werden müssen
als wesentliche Bestandteile dispositiver Aufgaben. Im einzelnen werden
damit die Managementfunktionen

- Zielsetzung,
- Planung,
- Entscheidung und
- Kontrolle

angesprochen, deren Zusammenwirken sich in der Form eines in Figur 5.3-1
dargestellten Regelkreismodells beschreiben läßt /91/. Es zeigt als seine
beiden charakteristischen Elemente das Regelobjekt auf der rechten und
den Regler auf der linken Seite. Das Regelobjekt besteht aus der Managementaufgabe als Problem, als Plan und als Ausführung. Der Regler wird
durch die Managementfunktionen Kontrolle und Entscheidung gebildet /91/.
Das Regelkreismodell läßt sich auf alle Ebenen der Projektorganisation
anwenden: "Jeder Regelkreis empfängt seine Aufträge von der übergeordneten Ebene und schafft selber wiederum Aufgaben für die untergeordneten
Managementebenen. Außerdem können innerhalb der Ebenen verschiedene Regelkreise parallel geschaltet sein, von denen jeder eine Teilaufgabe des
Auftrages von der übergeordneten Ebene bearbeitet. Diese Betrachtungsweise ermöglicht es, einerseits den einzelnen Mitarbeiter mit seiner Ein-
zelaufgabe als Regelkreis, andererseits eine ganze Institution entsprechend der Aufgabenstruktur als ein Netzwerk von Regelkreisen aufzufassen.
In diesem Netz sind die einzelnen Regelkreise horizontal und vertikal
zusammengeschaltet /91/.

Im folgenden werden die Funktionen des Regelkreismodells charakterisiert
und als abstrakte Elemente eines idealisierten Managementprozesses dargestellt sowie Aspekte rechnergestützter Projektsteuerungssysteme aufgezeigt.

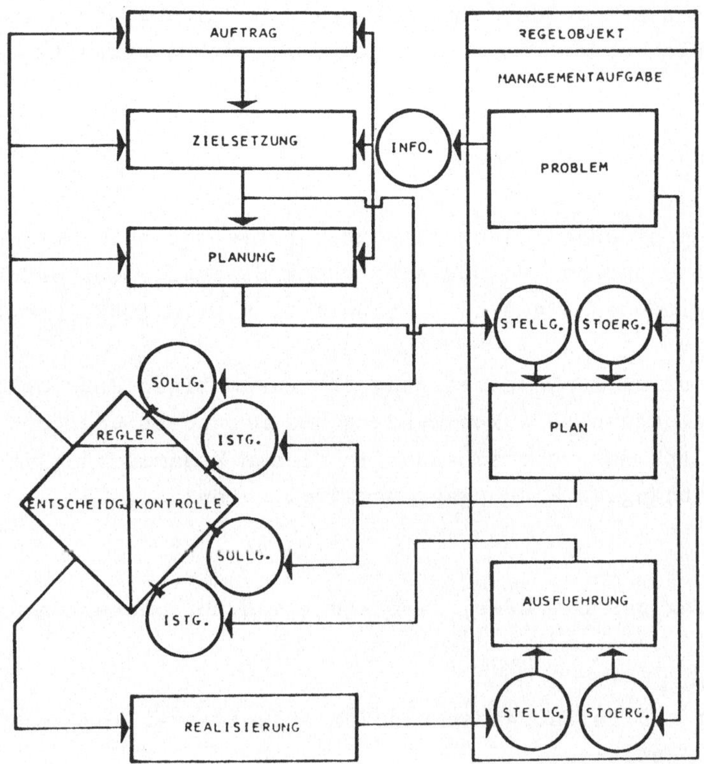

Figur 5.3-1 Regelkreismodell der Managementfunktionen /zit. 91/.

Zielsetzung

"Zunächst existiert die Managementaufgabe als Problem. Die Information
darüber führt zum Auftrag, der die Funktion Zielsetzung aktiviert." /91/.
Sie setzt sich aus folgenden Aktivitäten zusammen:

- Die Problemanalyse verschafft die zur Zielsetzung erforderlichen Vor-
  informationen.
- Auf der Basis dieser Vorinformation werden unter Berücksichtigung aller Randbedingungen und Beschränkungen Zielvorschläge entwickelt und
  zusammengetragen.
- Diese Zielvorschläge werden zur Vermeidung von Zielkonflikten horizontal und vertikal abgestimmt.
- Abschließend werden die Ziele möglichst exakt und detailliert nach Inhalt, zeitlichem Bezug, Priorität und ausführender Stelle formuliert
  /91/.

Die gesetzten Ziele werden von der Funktion Planung übernommen und über ihre Stellgröße in den Plan der Managementaufgabe umgesetzt.

Planung

Ziel- und ergebnisorientierte Planung ist die gedankliche Vorbereitung künftigen Entscheidens und Handelns unter Beachtung der Grundsätze der Vollständigkeit, Genauigkeit, Kontinuität, Flexibilität und Wirtschaftlichkeit /91/.
Dabei werden unter Berücksichtigung der zukünftigen Entwicklung Situation und Handlungsabläufe konstruiert und Prognosen über den Projektablauf erstellt. Man unterscheidet in diesem Zusammenhang vier zum Teil voneinander abhängige Planungsgrößen (vgl. hierzu /15/):

- Zeit
  (Terminierung des Ablaufes, Festlegung von Meilensteinen und Endterminen),
- Aktivitäten
  (Abgrenzung von Teilaufgaben und Ermittlung ihrer logischen Abhängigkeiten z.B. Netzplan),
- Ressourcen
  (Budgetierung im Sinne einer Zeit- und Kostenvorgabe, Abschätzen des Aufwandes für Personal-, Zeit-, Geld- und Sachmittel, Raumbedarf, Festlegen der erforderlichen Gremien und Instanzen, Zuordnung von Aufgaben und Kompetenzen, organisatorische Institutionalisierung der Projektgruppe),
- Informationen
  (Festlegung des Berichtswesens und der Projektdokumentation).

Die "Planung" ist ein kreativer Prozeß, der sich nicht in der Anwendung bestimmter Techniken erschöpfen darf, sondern eine speziell auf die jeweilige Situation abgestimmte methodische Vorgehensweise erfordert.
Zur Behandlung von Planungsaufgaben sind mathematische Verfahren verfügbar, die näherungsweise eine optimale Lösung auch für komplexere Problemstellungen ermöglichen. Es sind dies:

- Planspiele,
- lineare, nicht lineare und dynamische Optimierung,
- Branching and Bounding,
- heuristische Verfahren,

- Modellbildung und Simulation,
- Netzplantechnik,
  -- Critical Path Method (CPM),
  -- Programm Evaluation and Review Techniques (PERT),
  -- Metra Potential Methode (MPM),
- Entscheidungstechnik.

Je nach Kontrollstandards findet das Planungsergebnis in zeit-, aktivitäten- oder ressourcenorientierten Plänen seinen Niederschlag. Dazu bieten sich nachstehende Formen der Datenpräsentation an:

- tabellarische Übersichten,
- Balkendiagramme,
- Netzpläne,
- Plannetverfahren.

Einzelheiten zur Anwendung dieser Verfahren finden sich etwa bei /20, 30, 35, 38, 44, 116/, sodaß hierauf verwiesen werden kann.

Kontrolle

Der weitere Verlauf des Managementprozesses wird durch den Regler mit seinen beiden Funktionen Kontrolle und Entscheidung bestimmt. Die Funktion "Kontrolle" überwacht anhand von Kontrollstandards (z.B. Reviews, Meilensteine, Mitarbeiterberichte, Projektfortschrittsberichte, Soll-/ Ist- Schreibung) die Einhaltung des Plans hinsichtlich

- Qualität der Ergebnisse,
- Terminen,
- Kapazitäten,
- Kosten,
- Zweckmäßigkeit der geplanten organisatorischen Maßnahmen und der eingesetzten Mittel sowie der
- festgelegten Prioritäten zur Aufgabenabwicklung.

Während der Überwachung werden alle für eine Kontrollperiode erforderlichen Daten des Istzustandes gesammelt und am Ende dieser Periode (Kontrolltermin) mit dem Soll-Zustand verglichen. Die sich im Soll-/Ist-Vergleich ergebenden Differenzen werden analysiert, ihre Ursachen und Auswirkungen festgestellt, um Grundlagen für präventive Entscheidungen zu schaffen und insbesondere Auswirkungen alternativer Aktionsmöglichkeiten wie z.B.

- Qualität der Lösungserarbeitung vermindern (weniger "Tiefe"),
- Ressourcen (Zeit, Mitarbeiter) erhöhen,
- Priorität der Aktivitäten verändern,
- Aktivitäten streichen (Verlust an Quantität),

die als korrigierende Maßnahmen in Frage kommen, abzuschätzen. Dazu muß sichergestellt sein, daß das Berichtswesen in bezug auf die eingesetzten Kontrollstandards ausgelegt ist und auch funktioniert. Denn eine Überwachung wird dann sinnlos, wenn der Soll-/Ist-Vergleich so viel Zeit in Anspruch nimmt (z.B. verzögerte Störmeldungen), daß der Stand eines Projektes, zu dem die neuen Planwerte vorgegeben werden, nicht mit dem Zeitpunkt des Soll-/Ist-Vergleichs übereinstimmt.
Soll-Ist-Differenzen sind auf mannigfaltige Ursachen zurückzuführen, z.B.:

- Verzögerte Informationsweitergabe aufgrund mangelnder Reaktionsgeschwindigkeit der Regelkreisglieder.
- Hinsichtlich Quantität und Validität mangelhafter Planungsdaten.
- Die Zeitschätzungen der Aktivitäten erweisen sich als falsch oder zu ungenau.
- Es treten Kapazitäts- oder Leistungsschwankungen auf.
- Mangelnde Verfügbarkeit der verplanten Ressourcen (z.B. Krankheit von Projektmitarbeitern, Ausfall von EDV-Anlagen).
- Verzögerter Projektfortschritt bei Nachbarprojekten mit Schnittstellen zum vorliegenden Projekt.
- Der Auftragnehmer ändert während des Projektablaufes seine Wünsche.
- Dem Projektleiter werden Meldungen über irgendwelche Änderungen zu spät, falsch oder gar nicht zugeleitet.
- Der Projektleiter selbst trifft falsche oder nicht rechtzeitige Entscheidungen.
- Verzögerungen solcher Aktivitäten, die auf dem "kritischen Pfad" liegen.

Nach der Festlegung des neuen Soll-Zustandes für den weiteren Projektablauf, beginnt die neue Kontrollperiode, in der wieder Ist-Daten für den Vergleich zum Kontrolltermin (Check-point) gesammelt werden.

Entscheidung

Die Funktion "Entscheidung" läßt sich präzisieren durch eine formalisierte Darstellung der Entscheidungskriterien und eine Systematisierung des Entscheidungsprozesses /91/. Als relativ einfach und brauchbar für diese Zwecke haben sich Verfahren zur Nutzwertanalyse - wie sie etwa bei der Hardwareauswahl eingesetzt werden - erwiesen /91/.

Realisation

Ist der Planzustand zielgerecht, kann die Funktion "Realisation" in Tätigkeit treten. Sie bewirkt über ihre Stellgröße die Ausführung des Planes der Managementaufgabe, indem die im Entscheidungsprozeß als optimal ausgewählte Planungsalternative verwirklicht wird. Das erreicht der Projektleiter einerseits durch Organisation der erforderlichen personellen und materiellen Ressourcen, andererseits durch Einwirkung auf die Projektmitarbeiter in Form von Veranlassung, Einweisung und Unterweisung.

Der Ist-Zustand der Ausführung und ihr aus dem Plan abzuleitender Soll-Zustand dienen als Eingabegrößen für den Regler. Als Reaktion auf die vom Problem der Managementaufgabe ausgehenden Störgrößen kann er einerseits die Funktion Realisation, andererseits aber die Funktion Zielsetzung und Planung ansprechen oder sogar den Auftrag selbst modifizieren.

Rechnergestützte Projektsteuerungssysteme

Für die Unterstützung der Managementfunktionen werden zahlreiche rechnergestützte Projektüberwachungs- und Steuerungssysteme angeboten, die eingehend von NAGEL /74/ beschrieben wurden:

- Projekt-Planungs- und Steuerungssystem (PPS), Dornier GmbH, Friedrichshafen,
- Projekt-Management-System (PMS), IBM,
- Project Analysis and Control (PAC), Berger & Partner,
- Projektplanungs- und Kontrollsystem (PKS), ADV/Orga,
- Siemens Netzplantechnik (SINETIK), Siemens,
- Projekt Management Information System (PROMIS), Philips.

Diese Systeme ermöglichen durch verschiedene Auswertungslisten (z.B. Projektstatusbericht, Planungsübersichten, Personal- und Projektanalysen, Rückstandsberichte) eine gezielte Überwachung der finanziellen Ressourcen, der Termine und erleichtern die Mitarbeitereinsatzplanung. Ob und inwieweit die Anwendung solcher Systeme empfohlen werden kann, hängt im wesentlichen von der Charakteristik (siehe Abschnitt 2.2) eines Projektes ab und muß im Einzelfall beurteilt und entschieden werden. Mögliche Auswahlkriterien für rechnergestützte Projektsteuerungssysteme sind etwa Berücksichtigung und Pflege einer Netzplanlogik und einfache Eingabe der Planungs- und Zeitberichtsdaten. Prinzip beim Einsatz aller Projektsteuerungssysteme ist, daß man sie nur dann einsetzen sollte, wenn der Aufwand für ihre Pflege deutlich geringer bleibt als die möglichen Einsparungen. Tatsache ist jedoch - ohne Wahrnehmung der Managementfunktionen geht's nicht!

5.4 Führung

Wenn eine Verzögerung eines vorangegangenen Regelkreises eine verspätete Reaktion des nächsten Regelkreises zur Folge hat, spricht man regeltechnisch von einer "Totzeit". Im Bereich des Managements bedeuten Totzeiten Kostenbelastungen /91/. Ihre Ursachen sind häufig in mangelnder Führung der Projektmitarbeiter zu finden. In diesem Abschnitt sollen daher

- Managementkonzeptionen dargestellt,
- soziopsychologische Aspekte aufgezeigt,
- Empfehlungen zum Führungsverhalten und zur
- Mitarbeitermotivation gegeben sowie
- Kriterien zur Mitarbeiterbeurteilung angesprochen werden.

Managementkonzeptionen

Führen bedeutet, jemand eine Richtung auf ein Ziel geben und ihn in Bewegung auf dieses Ziel halten. Nach ZOGG /136/ beinhaltet dieser Prozeß zielgerichteter Einflußnahme demnach:

- Willensbildung durch Handlungen zielsetzenden und zielerreichenden Charakters,

- Anforderung und Anleitung durch Handlungen und Informationen instruie-
renden sowie motivierenden Charakters,
- Kontrolle des Zielerreichungsgrades durch Auswerten der Ergebnisse des
Soll-Ist-Vergleichs.

Im einzelnen unterscheidet man u.a. folgende relativ "voraussetzungslose"
(z.B. hinsichtlich Organisationsform, Persönlichkeitsstrukturen, Aufga-
benstellungen) Management-Konzepte, die jedoch auch als Mischtypen realisiert werden können:

- Führung durch Zielsetzung (management by objectives)
betont die Mitwirkung der Teammitglieder bei der Zielbestimmung. Ziele
werden "probeweise" von nächsthöheren Instanzen vorgegeben, von den
jeweils betroffenen Aufgabenträgern modifiziert oder ergänzt, um so
die Identifikation des Aufgabenträgers mit der Zielsetzung zu erreichen.
- Führung bei Ausnahmesituation (management by exception)
Die Führung erfolgt im wesentlichen durch eine Selbststeuerung und
-kontrolle des Projektteams innerhalb definierter Toleranzgrenzen.
Nur out-of-line Situationen (Unregelmäßigkeiten, Zielabweichungen)
sollten an die übergeordnete Führungsebene weitergemeldet werden.
- Führung durch Information (management by information)
besagt, daß ein Mitarbeiter dadurch stark motiviert werden kann, daß
er alle erforderlichen Informationen (auch Hintergrundinformationen)
zur Durchführung und zum Verständnis seiner Arbeit und ihrer Zusammenhänge innerhalb eines Aufgabenkomplexes erhält.
- Führung durch festgelegte Verwaltungs- und Verfahrensanordnungen (management by system)
Die Projektmitarbeiter orientieren sich an Stellen-, Arbeitsplatzbe-
schreibungen und Organisationshandbüchern bei der Erfüllung der ihnen
vorgegebenen Aufgaben.
- Führung durch Delegation (management by delegation)
bedeutet, Aufgaben und dazugehörige Kompetenzen zur eigenen Entlastung
an untergeordnete Mitarbeiter weiterzugeben. Allerdings ist die Füh-
rungsaufgabe unteilbar und muß als Ganzes erhalten bleiben.
- Führung durch Motivation (management by motivation)
Anregen der "wirklichen" Motive der jeweils angesprochenen Teammitglieder durch mitarbeiterorientierte Motivationsfaktoren.

Gegenüber geführter Individualarbeit weist eine gruppenbezogene Ausrichtung der Projektführung Vorteile aus /20/, wie:

- integratives Moment,
- Entlastung der Projektführung,
- gegenseitige Leistungsanerkennung und Motivation der Gruppenmitglieder,
- spontane Geltendmachung von Lösungseinflüssen,
- spontane, nonformale Internkommunikation,
- Ansporn zur Kreativität,
- Möglichkeit zur gemeinsamen Entscheidungsfindung und Lösungserarbeitung,
- Reduktion der Kontrollspanne usw.

insbesondere dann, wenn es darum geht, innovative Lösungen auf der Basis
eines integrativen Miteinbezugs verschiedener Wissenschaftsaspekte zu
entwickeln, wie dies bei Projekten im Gesundheitswesen der Fall ist.
Bei der gruppenorientierten Ausrichtung der Projektführung werden thematisch strukturierte Aufgabenpakete (z.B. "Inhaltliche Aspekte, Detailorganisation, softwaretechnische Realisierung, Benutzeraspekte") zur Bearbeitung einer Gruppe von Projektmitarbeitern übertragen. Hierbei zeichnet ein Mitglied dieser Gruppe als designierter Teilprojektleiter für
die korrekte Abarbeitung im Sinne der Projektziele und für die Berichterstattung gegenüber dem Projektleiter verantwortlich. Je nach Art und
Umfang der Aufgabenpakete (z.B. Teilprojekt mit 1/2-jähriger Laufzeit)
können einem Teilprojektleiter neben fachlichen auch disziplinarische
Kompetenzen übertragen werden. Um die Abwicklung des Problemlösungsprozesses bei Ausfall (z.B. Urlaub, Krankheit, Dienstreise) des Teilprojekt-
leiters nicht zu gefährden, sollte von vornherein ein Mitarbeiter bestimmt werden, der den Teilprojektleiter in vollem Umfang vertreten kann.

An dieser Stelle darf jedoch nicht die Gefahr nichtsynchronisierter Arbeitsgruppen (Teilprojekte) übersehen werden, welche isoliert an der Problemlösung arbeiten, eventuell Doppelarbeit verrichten und gegenseitige
Berührungspunkte (Schnittstellen) übersehen. Gegebenenfalls wird diese
Tatsache noch durch psychologische Strukturen (z.B. "Einzelkämpfer", Abteilungsdenken) gefördert. Besondere Bedeutung kommt hierbei einer koope-
rativen Zusammenarbeit der einzelnen Teilprojektleiter zu. Es ist Aufgabe des Projektleiters, störende Tendenzen zu erkennen und ihnen durch
Berücksichtigung eines "integrativen Moments" (z.B. periodischer verbind-
licher Informationsaustausch mit den Teilprojektleitern im Sinne einer
"Führungskonferenz") entgegenzuwirken, das vorhandene Fachwissen zu "bün-
deln" und die Abarbeitung der Aktivitäten im Sinne der Projektziele zu
kontrollieren.

Wesentlich begünstigt wird dies durch eine Dynamisierung der Projektstruktur im Sinne überlappender Gruppen, von LIKERT /zit. 49/ als "Lin-
king-pin-Prinzip" bezeichnet. Untereinander verbundene Teams sind das
dominierende strukturelle Merkmal dieser Organisation, wie aus Figur
5.4-1 ersichtlich. Jedes Teammitglied gehört zwei Gruppen an. Die eine
setzt sich aus ihm und seinen Vorgesetzten - der aber nur als "primus
inter pares" auftritt - zusammen, in der anderen übt er selbst die Funktion des primus inter pares aus /49/. Neben einer Zunahme der kommunikativen Beziehungen ermöglicht diese Konzeption auch eine gruppenorientier-
te Entscheidungsfindung.

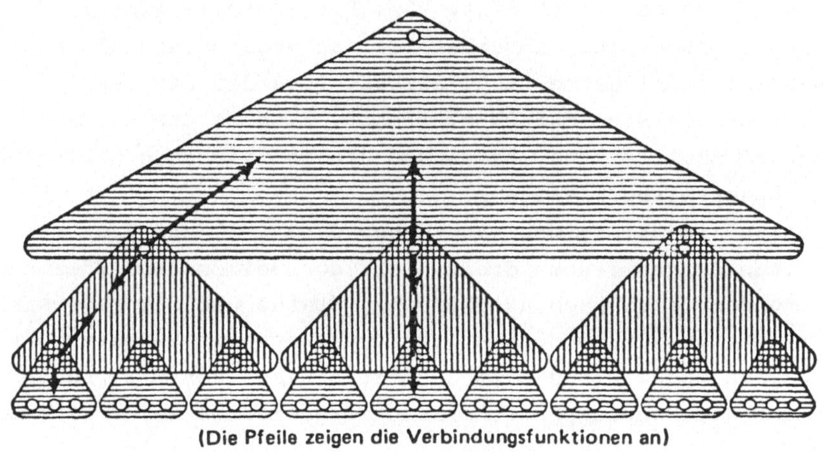

Figur 5.4-1   Überlappende Gruppenstrukturen nach LIKERT /zit. 49/.

Soziologische Aspekte

Führung hängt entscheidend davon ab, ob es gelingt, in einem ausreichenden Maße die individuellen Bedürfnisse bei der Umsetzung der Managementfunktionen mit zu berücksichtigen. Daher sollen zunächst individualpsy-
chologische Aspekte skizziert werden, bevor auf Fragen des Führungsverhaltens näher eingegangen wird. Ausgehend von der Charakterisierung des
Individuums als eigenschaftszentrierte Persönlichkeit wird versucht, dessen Interaktion mit der Gruppe zu beschreiben, mit dem Ziel, mögliche

interpersonale Verhaltsprobleme, welche bei der Projektabwicklung zu Konfliktsituationen führen könnten, aufzuzeigen.

Die individuell bedürfnisorientierte oder gruppengesteuerte Verhaltensweise eines Individuums erklärt sich aus einer Interaktion zwischen seinen teils genetisch angelegten Persönlichkeitseigenschaften und seinen teils erlernten Verhaltensweisen mit den jeweils gegebenen Faktoren der sozialen Umwelt des Individuums (Gruppeneinflüsse, Managementkonzepte und formale Organisation). GUILFORD /zit. 49/ definiert die Persönlichkeit eines Individuums als Ausprägung nachstehender Eigenschaften: Interessen, Einstellungen, Temperament, Fähigkeiten, Morphologie, Physiologie und Bedürfnisse. Die Bedürfnisse wiederum beschreibt MASLOW /zit. 49/ durch eine Menge hierarchisch strukturierter Defizit- und Wachstumsbedürfnisse (siehe Figur 5.4-2). Zu den Defizitbedürfnissen zählen psychologische, Sicherheits- und soziale Bedürfnisse, zu den Wachstumsbedürfnissen "das Streben, mehr und mehr, das zu werden, was man ist, alles zu werden, was man werden kann" /zit. 49/. Die zentrale Aussage der Theorie von MASLOW besteht darin, daß unbefriedigte Bedürfnisse als Motivation wirken, während befriedigte resp. abgesättigte Bedürfnisse in ihrer Motivationskraft nachlassen. MASLOW empfiehlt, dann in der Hierarchie höhere Bedürfnisse zu mobilisieren, damit sie die motivierende Rolle übernehmen (Bottom-up-Bedürfnisbefriedigung).
Ein Mitarbeiter identifiziert sich daher dann voll und ganz mit einer ihm gestellten Aufgabe, wenn diese nicht nur seinem Bedürfnis nach Sicherheit, sondern auch nach Anerkennung, Status und Selbstverwirklichung Rechnung trägt. Dies zu bedenken, ist von zentraler Bedeutung bei motivationalen Prozessen. Diese müssen nicht nur auf den Mitarbeiter sondern auch auf die Führungskraft selbst ausgerichtet sein. Eine umfassende Analyse der Motivationsfaktoren für Führungskräfte hat kürzlich SAHM /94/ vorgelegt.

Im Gegensatz zu der oben beschriebenen, auf die Betrachtung des Individuums ausgerichteten Betrachtungsweise sollen nunmehr die Interaktionen zwischen einzelnen Individuen betrachtet werden, da diese grundlegend für das Verständnis gruppendynamischer Prozesse sind. Beziehungen innerhalb einer Gruppe werden als Intra-Gruppen-Beziehungen, innerhalb von Gruppen als Inter-Gruppen-Beziehungen verstanden. Letztere sollen von den weiteren Betrachtungen ausgeklammert werden (näheres hierzu siehe etwa /49/.)

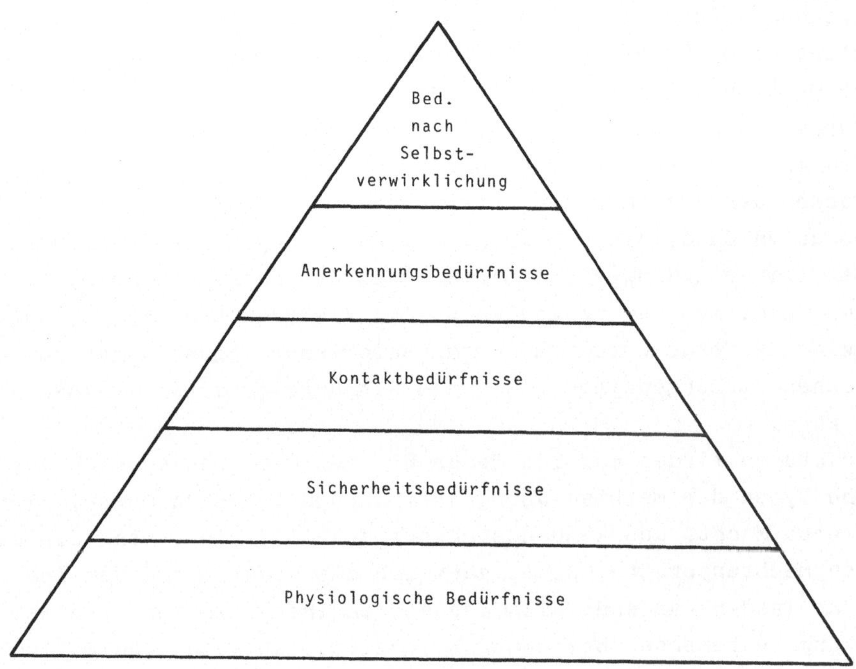

<u>Figur 5.4-2</u> Bedürfnishierarchie nach MASLOW /zit. 49/.

Das Verhaltensmuster einer Gruppe nach außen, der Grad der Bedürfnisbe-
friedigung ihrer Mitglieder sowie ihre Leistungsfähigkeit ist einerseits

- von der Persönlichkeitsstruktur, dem Bedürfnishorizont und dem Verhalten des einzelnen, das wiederum das Verhalten, die Position und die
  emotionalen Aktionen der anderen Mitglieder steuert,
- von äußeren Einflüssen (z.B. andere Gruppen) sowie
- vom Führungsverhalten und der Aufgabenstellung;

andererseits

- vom Wertsystem (Status, Rollen, Normen) und
- von der Struktur (effektive Beziehungen, Machtstruktur, Kommunikations-
  struktur)

der Gruppe abhängig. Zur Analyse solcher "Gruppenvariablen" steht eine
Reihe relativ schnell erlernbarer Untersuchungsverfahren (z.B. Soziome-
trischer Test, Projektiver Test, Mitglieder Bewertung, Interviews) zur
Verfügung.

Im vorliegenden Zusammenhang soll auf diejenigen Variablen des Verhaltensmusters einer Gruppe näher eingegangen werden, welche ursächlich für typische Gruppenkonflikte sein können.

Eine Gruppe ist nur dann integrativer Bestandteil einer Organisation, wenn sich ihre an persönlichen oder privaten Bedürfnissen orientierten Ziele, denen der Projektziele unterordnen. Ist dies nicht der Fall, so treten Gruppen-Chauvinismus, Intrigen, Abteilungsdenken, Kommunikationsstörungen zwischen Gruppen, innerhalb der Gruppe Machtkämpfe, Cliquenbildungen, Egoismen und dergleichen auf. Vielfach begünstigen mangelnde oder unklare Anforderungen und organisatorische Abgrenzungen solche Effekte, denen ein ergebnisorientiertes Führungsverhalten wirksam gegensteuern kann.

Machtstrukturen findet man bei jeder Gruppe. Sie gründen sich auf verschiedene Typen der Machtausübung (Belohnungs-, Bestrafungs-, Experten-, legitimierte Macht) und können sich nur stabilisieren, wenn die geltend gemachten Machtansprüche, nicht gänzlich die Bedürfnisse der Individuen außer Acht lassen. Anderenfalls induzieren instabile Verhältnisse eine Umbewertung bestehender Beziehungen, Koalitionsbildung und Solidarisierung gegenüber den "Machthabern". Kommunikationsstrukturen in einer Gruppe werden durch die kommunikativen Beziehungen, deren Häufigkeit, Intensität und Art charakterisiert. Die Ausprägung kommunikativer Beziehungen hängt weitgehend ab von der Größenordnung, der wechselseitigen Sympathie, der Möglichkeit des unmittelbaren Kontaktes (Raumplanung), der Machtstruktur, der Persönlichkeitsstruktur und dem Status der Kommunikationspartner. Allgemein ist festzustellen, daß Individuen mit hohem Status eine große Kommunikationsfrequenz aufweisen und somit eher meinungsbildend wirken als Personen mit niedrigem Status.

Bei Kommunikationsstörungen ist daher zunächst an die gezielte Manipulation (z.B. Umstrukturierung der Arbeitsplätze) solcher Faktoren zu denken. Analytische Dienste leisten auch hier die bereits erwähnten Untersuchungsverfahren. Weitere Ursachen und Konsequenzen von Kommunikationsstörungen werden gesondert in Abschnitt 5.5 behandelt.

Führungsverhalten

Aufgrund der projektspezifischen Besonderheiten ergibt sich eine Erschwernis der Führungsaufgaben durch die Einmaligkeit eines Projektes, dem hohen Anteil kreativer Arbeit im Rahmen des Problemlösungsprozesses, der interdisziplinären Zusammensetzung des Projektteams und dem oft ausgeprägten Individualismus und Arbeitsrhythmus der Projektmitarbeiter.

Es kann sehr mühevoll sein, die individuellen Zielvorstellungen mit den
Projektzielen in Einklang zu bringen. Spannungen in der Zusammenarbeit
des Projektteams können etwa in mangelndem Einsatz einzelner Personen,
autoritärem Gebaren, unzureichender fachlicher Qualifikation aber auch
in "historischen" Aversionen begründet sein. Insbesondere ergeben sich
Probleme daraus, daß Mitarbeiter unterschiedlicher Hierarchiestufen (die
evtl. in autoritärer Form außerhalb der Projektmitarbeit miteinander kom-
munizieren), sozialer Stellung, Alters, unterschiedlicher Ausbildung und
Erfahrung miteinander arbeiten sollen. Auch sind nicht alle Mitarbeiter
a priori bereit, eine standardisierte, transparente Arbeitssystematik
zu akzeptieren.

Zur Lösung dieser Führungsaufgaben bieten sich verschiedene Formen des
Führungsverhaltens an. Das Spektrum reicht vom autoritären Führungsstil,
welcher im wesentlichen durch Befehl und Gehorsam geprägt ist, bis zum
laisser-faire bei dem sich kein Führer der Gruppe annehmen will oder
soll.

Soziologische, individual- und gruppenpsychologische Beobachtungen des
tatsächlichen Verhaltens von Führungskräften in vielen verschiedenen
Situationen haben gezeigt, daß ein situativer Führungsstil am effizien-
testen ist /78/.
Hierunter versteht man das Zusammenwirken von aufgaben- und/oder mitar-
beiterbezogenem Führungsverhalten, welches in seiner Akzentuierung vom
aufgabenrelevanten Reifegrad des Mitarbeiters oder der Gruppe und in seinem Einwirkungsgrad von der jeweiligen "Macht-Basis" (z.B. Belobungs-,
Bestrafungs- und Fachmacht) des Führenden abhängig ist. Als Reifegrad
werde hierbei die Führungsbedürftigkeit, die Ausbildung und Erfahrung
des Einzelnen oder einer Gruppe in bezug auf eine bestimmte Aufgabe,
Funktion oder Ziel, das die Führungskraft erreichen will, verstanden.
Im Vordergrund des aufgabenbezogenen Führungsverhaltens steht die Anwei-
sung an den Mitarbeiter was er wann, wo und wie zu tun hat. Demgegenüber
bezeichnet mitarbeiterbezogenes Führungsverhalten den Grad der sozio-
emotionalen Unterstützung des Mitarbeiters bei der Erledigung der ihm
gestellten Aufgabe durch den Führenden. Beide Formen werden je nach in-
dividuellem Reifegrad des Mitarbeiters mehr oder weniger akzentuiert,
so daß prinzipiell zwei Extreme unterscheidbar sind:

- stark aufgabenbezogen / wenig mitarbeiterbezogen ("imperativ")
- wenig aufgabenbezogen / stark mitarbeiterbezogen ("kooperativ").

Bei geringem Reifegrad ist ein imperativer, bei extrem hohem Reifegrad eines Mitarbeiters ein kooperativer Führungsstil am wirkungsvollsten. Je präziser der jeweils angewandte Führungsstil dem Reifegrad des Mitarbeiters entspricht und je mehr es gelingt Mitarbeiter von niedrigen zu höheren Reifegraden zu führen, desto höher ist die Führungseffizienz. Ziel sollte es daher sein, ein kooperatives Führungsverhalten anzustreben /32/. Gemeint ist dabei ein Führungsverhalten der Partnerschaft: nicht einseitig befehlen, sondern besprechen (argumentieren), zum Mitdenken anregen (partizipieren), zu eigenverantwortlicher Aufgabenbearbeitung erziehen (delegieren), Initiative fördern, den einzelnen durch Mitarbeit aus seiner Isolierung holen und in das Ganze des Projektgeschehens binden, sich überzeugen lassen und überzeugen. Voraussetzung für dieses Führungsverhalten ist allerdings ein genügendes Maß an formeller und informeller, insbesondere persönlicher Autorität des Projektleiters als Gegengewicht zur Linienkompetenz der nachgeordneten Instanzen. Die Vorteile kooperativer Führung (bestimmt in der Sache - wohlwollend im Ton) beruhen im wesentlichen darauf, daß durch Betonung mitarbeiterbezogener Führungsaspekte ein im sozio-psychologischen Sinne effizientes Projektmanagement wirksam wird, d.h.

- ein offenes Kommunikationsklima angestrebt,
- die Motivation zum Engagement und zur Initiative gesteigert,
- das Zustandekommen von Gruppenarbeit begünstigt und
- die Kreativität bei der Problemlösung gefördert wird.

Um konkret darzulegen, worin sich kooperatives Führen manifestiert, seien nachfolgende "Leitsätze" genannt /20, 116/:

- Zusammenarbeit soll die Delegation von Teilverantwortung auf allen Funktionsebenen beinhalten und nicht - wie beim management by objectives oder management by exception - auf einzelne Funktionen beschränkt sein.
- Die Verantwortung für die Lösungserarbeitung innerhalb zugeteilter Planungsbereiche ist grundsätzlich den Projektmitarbeitern zu übertragen; dem Projektleiter selbst obliegt in erster Linie nur eine "Dienstaufsicht" über die Lösungsentwicklung sowie die Terminkontrolle.
- Bestreben des Projektleiters, den eigentlichen Impuls für das Vorantreiben der Lösungsentwicklung von den Projektmitarbeitern selbst ausgehen zu lassen (Aufforderung eigene Vorstellungen zu verwirklichen, kein Dreinreden).

- Realisierung einer Strategie der Informationsoffenheit: Alles kann gefragt werden, es wird nach Möglichkeit klar und offen Auskunft gegeben (Es gibt keine dummen Fragen).
- Führen darf nicht durch Rang erfolgen, sondern durch Persönlichkeit, Überzeugung und Argumente. Weitgehende Auflockerung hierarchischer Unterstellungsverhältnisse (kein unbedingtes Einhalten des Dienstweges, informale Kontakte bejaht und gefördert, kein Statusdenken).
- Haltung der Projektleitung, in ihrer Führung weitgehend auch Fähigkeiten und die persönliche Situation der Mitarbeiter (Karriere, Belastbarkeit) mitzuberücksichtigen.
- Hat ein Mitarbeiter einen Fehler gemacht, darf er ihn nicht verheimlichen, sondern soll ihn dem Betroffenen umgehend mitteilen. Solange er guten Willens ist, darf er wegen eines Fehlers nicht der Kritik ausgesetzt sein oder dafür bestraft werden. Bei Schwierigkeiten soll daher nicht mit Druck, sondern eher unterstützend reagiert werden.
- Ergebniskontrolle (Stichproben der Arbeitsergebnisse) statt Verfahrenskontrolle.
- Außergewöhnliche Leistungen sollen entsprechend gewürdigt und angemessen honoriert werden (Schaffung eines Anreizsystems).
- Einem Mitarbeiter ist die Zeit und die entsprechende Ruhe zu geben, damit er seine Aufgabe durchführen kann.
- Ein Mitarbeiter findet zu jeder Zeit bei seinem Vorgesetzten Gehör. Es herrscht das Prinzip der "offenen Tür".
- Beratungen, Abstimmungen, Diskussionen und Kompromisse sind die Mittel der Konfliktbereinigung. Sind im Einzelfall Konflikte auch durch die Zusammenarbeit der Beteiligten nicht lösbar, so muß die nächst höhere Entscheidungsinstanz auf der Grundlage entscheidungsreifer Vorlagen, die ihr am richtigsten erscheinende Alternative ohne Rücksicht auf die Person des Projektleiters und der jeweiligen Linieninstanzen schnell und sachlich auswählen, wenn die Konzeption des Projektmanagements erfolgreich sein soll /103/.

<u>Motivation</u>

Zu den wichtigsten Führungsaufgaben des Projektleiters gehört es neben der Delegation von Aufgaben und einer hohen Partizipationsfrequenz an Gruppenprozessen, auch ein Klima hoher Kreativität zu schaffen und daraufhin auszurichten, daß sich die Projektmitarbeiter sowohl mit dem Projekt, ihrer Stelle und den ihnen gestellten Aufgaben identifizieren als auch ein umfassendes Verständnis für das Gesamtprojekt gewinnen. Denn

nur dieses Verständnis trägt zur Einschätzung der Bedeutung der eigenen
Arbeit im Rahmen des Gesamtprojektes bei. Das verhindert Fluktuation,
interne "Machtkämpfe" und mangelndes Engagement. Die Vermeidung derarti-
ger Zustände bezeichnet man als Motivation, motivationsbezogene Kommunikation als Führung. Insbesondere ist Motivation bei Krisensituationen eines Projektes (mangelndes Engagement, Termindruck, Eingrenzung des persönlichen Freiheitsraumes durch stärkere Strukturierung) oder nach dem
Abklingen der ersten Begeisterungsphase (Mythos der Maschine läßt nach,
weniger Spielatmosphäre) indiziert. Motivation läßt sich mit einfachen
Prinzipien beschreiben:

- Der Mitarbeiter erhält operationale Zielvorgaben (er kennt seinen Ar-
  beitsbereich, seine Aufgaben, ihre Sinnzusammenhänge und ihre Bedeutung
  für das Gesamtprojekt),
- das Ziel ist anspruchsvoll, aber erreichbar (er wird also weder über-
  noch unterfordert; aber er erfährt eine ständige optimale Herausforde-
  rung seiner Fähigkeiten),
- er erhält ein "Feedback" (erfährt also, ob er das Ziel erreicht hat
  oder nicht, was für eine gesunde Selbstwertschätzung unabdingbar ist),
- seine sozialen Bedürfnisse (Anerkennung und Gruppenzugehörigkeit) werden befriedigt.

Darüber hinaus läßt sich Motivation durch verschiedene Faktoren erzielen,
die individuell auf den Persönlichkeitstyp jedes Mitarbeiters (z.B. wis-
senschaftlich ambitioniert, Karrierestreber) auszurichten sind. Solche
Faktoren sind etwa:

- Art und Bedeutung einer Aufgabe,
- Möglichkeit des selbständigen Arbeitens und der Übernahme von Verant-
  wortung,
- Karriereförderung, Aufstiegsmöglichkeiten,
- Kontakt mit einflußreichen Persönlichkeiten,
- Horizonterweiterung, Kennenlernen neuer Methoden und Verfahren,
- Einflußnahme, Statusverbesserung, Machtzuwachs, Ansehen,
- finanzielle Anreize,
- Ideenanerkennung, öffentliche Belobigung,
- Reisen,
- angenehmes Arbeitsklima,
- Erfolgserlebnis, persönliche Befriedigung,
- sozialer Anschluß,

- fachliche Profilierung (z.B. Publikationen, Dissertationen, Fachvorträge),
- Fortbildungsmaßnahmen.

Mitarbeiterbeurteilung

Bedürfnisorientierte Führung von Mitarbeitern setzt deren regelmäßige Beurteilung (z.B. jährlich) voraus, wie sie im Betriebsverfassungsgesetz
(§ 82 Abs. 2 BetrVG, März 1975) festgelegt ist. Danach hat jeder Mitarbeiter ein Anrecht darauf, daß ihm die Beurteilungen seiner Leistungen
sowie die Möglichkeiten seiner beruflichen Entwicklung im Betrieb erör-
tert werden. Solche Beurteilungen werden meist in der Form eines Mitar-
beitergespräches durchgeführt. Die Beurteilung ist nie Selbstzweck, sondern soll der persönlichen Leistungsverbesserung durch Aufzeigen beruflicher Perspektiven und Motive dienen. Zu beachten ist, daß bei der Quali-
fikationsbeurteilung nur die Leistungen der letzten Beurteilungsperiode
zu Grunde gelegt werden dürfen.

Formlose Beurteilungen sind oft unvollständig und unzuverlässig. Die in
Figur 5.4-3 abgebildete Checkliste möge als Vorschlag für ein standar-
disiertes Vorgehen interpretiert werden, bei dem die einzelnen Beurtei-
lungsitems hinsichtlich ihrer Bedeutung zu gewichten (z.B. entscheidend
wichtig, wichtig, weniger wichtig) und der Erfüllungsgrad (von Anforderungen wesentlich übertroffen bis den Anforderungen nur selten entspro-
chen) festzustellen ist. Die Summation der mit dem Erfüllungsgrad der Be-
urteilungsitems multiplizierten Gewichtungshinweise kann als Vergleichs-
wert bei späteren Beurteilungen herangezogen werden.

5.5 Kommunikation

Projektexterne und interne Kommunikation ist eine wichtige Funktion im
Rahmen eines effektiven Projektmanagements. Hierunter ist der (fern-)
mündliche oder schriftliche Austausch von Informationen zwischen den am
Projekt beteiligten Personen zu verstehen. Dabei kann es sich nach DAEN-
ZER /15/ etwa um folgende Informationsinhalte handeln

- "Aufträge und Anweisungen (weisungsgebundene Kommunikation),
- Entscheidungsgrundlagen und Beschlußprotokolle (bzgl. Zielen, Konzep-
  ten, Vorgehen) (willensbildende Kommunikation),

- sachbezogene Informationen, die unmittelbaren Einfluß auf die Tätigkeit der davon betroffenen Personen haben (aufgabenbezogene Kommunikation),
- Orientierungsinformationen, die zwischen den am Projekt Beteiligten,
bzw. von der oder an die Umwelt vorsorglich übermittelt werden, im
Einzelfall aber ohne Bedeutung sein können (informierende Kommunikation),
- Kontrollinformationen, die Abweichungen vom geplanten Ablauf signali-
sieren sollen (veranlassende Kommunikation),
- positive Bewertung von Arbeitsergebnissen (motivationsbezogene Kommunikation").

---

1 Angaben zur Person
   (Name, Alter, Beruf, gegenwärtige Tätigkeit, Betriebszugehörig-
   keit)

2 sachliche Beurteilungsmerkmale
   2.1 Kenntnisse/Erfolg
        (Fachwissen, Fortbildungsbereitschaft, eigene Fortbildungs-
        maßnahmen, Branchenkenntnisse, Arbeitserfolge)
   2.2 Arbeitsqualität
        (Genauigkeit, Tempo, Pünktlichkeit, Systematik, praktische
        Anstelligkeit)
   2.3 Arbeitsquantität
   2.4 Führungsqualität
        (Selbstbewußtsein, Durchsetzungsvermögen, Initiative, Ent-
        schlußkraft, Verantwortungsbereitschaft, Zuverlässigkeit,
        Reife)

3 persönliche Beurteilungsmerkmale
   3.1 Charaktereigenschaft
        (Energie, Entschlossenheit, Zielsicherheit, Ausdauer, Ehr-
        lichkeit, Konzentration, Sorgfalt)
   3.2 soziales Verhalten
        (Ehrgeiz, Strebsamkeit, Rücksichtnahme, Anpassungsfähigkeit,
        Gemeinschaftsgefühl, Umgänglichkeit)
   3.3 Denkbereich
        (Intelligenz, Rethorik, schriftliche Ausdruckfähigkeit, Auf-
        geschlossenheit, Phantasie, Aktivität, Flexibilität, Logik,
        Willenseinsatz, Verhandlungsgeschick)

4 Verbale Bemerkungen durch den Vorgesetzten

5 Verbale Bemerkungen des Mitarbeiters zur Beurteilung durch den
   Vorgesetzten

6 Maßnahmen (mit Durchführungsplan), die aufgrund der Mitarbeiterbeurteilung vorgesehen werden.

Figur 5.4-3 Checkliste zur Mitarbeiterbeurteilung.

Informationen können sowohl informal (nicht geplante Kommunikationswege)
als auch formal, d.h. auf dem vorgezeichneten "Dienstweg" ausgetauscht
werden. Formale Kommunikationswege, z.B. vertikal (zwischen Projektleiter und Mitarbeiter) oder horizontal (wenn die Information eines Mitarbeiters die Aktivitäten eines anderen Mitarbeiters beeinflußt, ohne daß
beide in einem hierarchischen Verhältnis zueinander stehen) werden mit
der Absicht definiert, um einen ausreichenden Informationsstand bei allen Kommunikationspartnern sicherzustellen. Dabei werden etwa berücksichtigt: Dringlichkeit der Informationsweitergabe, Bedeutung der Information, Hierarchiestufe resp. Informationsbedürfnis des Kommunikations-
partners. Da es aber nahezu unmöglich ist, sämtliche formale Kommunika-
tionsbeziehungen festzulegen, ist für eine reibungslose Kommunikation
auch die informale Form, trotz eventueller negativer Auswirkungen (z.B.
Verletzung der Vertraulichkeit von Informationen), ungemein wichtig.
Für beide Formen der Kommunikation hängt die Qualität der kommunikativen
Beziehungen davon ab, daß der Informierende weiß, welche Informationen
aus seinem Bereich für welche Stelle bedeutsam sind und welchen Informa-
tionsweg er für die Übermittlung zu wählen hat. Stellenbeschreibungen
und die Festlegung des Berichtswesens definieren diese Aspekte für den
formalen Bereich.

Eine reibungslose Kommunikation ist ein Idealfall, da in der Praxis viel-
fältige Störungen auf den Informationsübermittlungsprozeß einwirken. Neben technischen und semantischen (z.B. Interpretationsunterschiede) treten auch psychologische Störungen der Kommunikation auf, welche im vorliegenden Zusammenhang von Bedeutung sind. Neben unbewußten Störungen wie
Manipulation der Information durch Selektion, Verdrängung, Strukturierung
und Ergänzung, welche bei beiden Kommunikationspartnern auftreten können,
unterscheidet man die bewußte Manipulation der Information durch Auslas-
sung, Entstellung und verzerrende Darstellung. Sie ist ausschließlich auf
die informierende Person beschränkt und ein großes Hindernis für eine erfolgreiche Kommunikation. Bewußte Manipulation der Information kann begründet sein in:

- Unsicherheit der Person,
- Unsicherheit in der Qualifikation eines Mitarbeiters,
- Angst vor Statusverlust,
- Mangel der formalen Informationskanäle,
- Rivalitäts- und Machtkämpfen,
- autoritärem Führungsstil.

Beispielsweise besteht aufgrund unklarer Funktionsabgrenzungen in der
formalen Organisation die Gefahr, daß bei Rivalitätskämpfen der Kontra-
hent mit zu wenig, überhaupt keiner, zu später oder gar falscher Information beliefert wird.
Beim autoritären Führungsstil werden nur die Informationen weitergegeben,
die nach Auffassung des Anweisenden für den Leistungsvollzug unbedingt
erforderlich sind. Umgekehrt wird der Ausführende Informationen positiv
färben, um eventuelle Fehlleistungen zu kaschieren. Im Interesse einer
zielorientierten, synchronen Arbeitsweise ist daher ein Informationsaustausch aller an der Projektabwicklung beteiligten Personen nicht nur wün-
schenswert sondern zwingend erforderlich.
Eine offene Kommunikation zeichnet sich demgegenüber aus durch:

- die Befreiung vom Drang der Selbstartikulation,
- die Unterdrückung gefühlmäßiger Impulse,
- die Konzentration auf das Mitteilungswerte,
- den Einfallsreichtum (Hineinversetzen in den Kommunikationspartner),
- den Ruf, die Wahrheit zu sagen (Glaubwürdigkeit ist ein Vertrauenspo-
  tential, Manipulation durch Information schadet diesem Ruf),
- die klare Vorstellung der eigenen Ansichten (erst denken, dann reden),
- das Stilgefühl (im Rahmen einer Aussage),
- "completed staffwork" (der Gesprächspartner (Vorgesetzter) wird nicht
  mit Problemen konfrontiert, sondern man legt ihm bereits einen Lösungs-
  oder Entscheidungsvorschlag vor, um rasche Entscheidungen, die über
  die eigene Befugnis hinausgehen, zu bekommen).

Diese Form der Kommunikation zu erreichen, setzt zunächst die Abkehr vom
Rollenverhalten des Kommunikationswilligen voraus. Das eigene Verhalten
zur Kommunikationsinitiative (Schaffung einer Vertrauensbasis) findet erfahrungsgemäß auch beim Kommunikationspartner entsprechende Resonanz
(nichts wirkt so ansteckend wie offene Kommunikation!).

Für den Routinebetrieb bieten sich neben einem bevorzugten spontanen Informationsaustausch ("Prinzip der offenen Tür") nachstehende Formen stan-
dardisierter Kommunikation an:

- Umlauf,
- Mitarbeiterbesprechung,
- Reviews,
- Informationsmarkt,
- Präsentationen.

Umlauf

Informationen in schriftlicher Form, die gezielten Personen übermittelt werden sollen, können als Umlauf deklariert werden. Über den internen Postweg erreichen diese Informationen die entsprechenden Adressaten, die dann den Umlauf mit ihrem Namenskürzel abzeichnen und gegebenenfalls Bearbeitungsvermerke (z.B. "Wiedervorlage am ...") auf einem beigefügten Laufzettel eintragen.

Mitarbeiterbesprechungen

Bei Mitarbeiterbesprechungen treffen sich alle Projektmitarbeiter in regelmäßigen Zeitabständen (z.B. täglich, wöchentlich) zum gegenseitigen Informationsaustausch. Hier können, ausgehend von einer zuvor abgestimmten Tagesordnung, wichtige Termine bekanntgegeben und über den Sachstand der aktuellen Aufgabenabwicklung berichtet werden. Es empfiehlt sich, von jeder Mitarbeiterbesprechung ein Protokoll anzufertigen, das allen Mitarbeitern zur Verfügung gestellt wird, um wesentliche Abstimmungsergebnisse zu dokumentieren.
Arbeiten mehrere Mitarbeiter gemeinsam an der Lösung eines Detailproblems, so sollten - initiiert durch Initiative und delegierter Verantwortung für die Lösungserarbeitung - spontan Mitarbeiterbesprechungen stattfinden, um die individuelle Arbeitsweise zu synchronisieren und abzustimmen. Falls es erforderlich erscheint, solche Prozesse zu formalisieren, ist dies ein Indiz für mangelnde Kommunikations- und Teamfähigkeit der Projektmitarbeiter. Führungstechniken, Einzel- und Gruppengespräche bieten hier gute Ansätze zur Problemlösung.

Reviews

Eine gesonderte Form der Mitarbeiterbesprechungen ist die Abhaltung von Reviews. Sie werden als periodische oder als Meilensteinreviews terminiert und in Form von Präsentationen (jeder Mitarbeiter stellt seine Arbeitsergebnisse selbst vor) mit anschließender Diskussion durchgeführt, um:

- alle Beteiligten wieder auf den gleichen Kenntnisstand zu bringen,
- bislang unbekannte Abhängigkeiten aufzuzeigen,

- bestehende Probleme zu identifizieren,
- Verantwortungen für die Lösung erkannter Probleme zuzuordnen,
- Beziehungen innerhalb des Projektteams und zwischen Team und Anwender festzustellen,
- die Qualität der Arbeitsergebnisse,
- verfügbare Ressourcen sowie die
- Einhaltung des Zeitplanes zu überprüfen.

An einem Review sollte das gesamte Projektteam sowie kompetente Vertreter des jeweilig betroffenen Fachgebietes und der entsprechenden Organisationsabteilung teilnehmen. Projektfremde Gesprächspartner bei einem Review leisten durch ihre Unvoreingenommenheit wertvolle Hilfestellung bei der Überprüfung scheinbarer Selbstverständlichkeiten /123/. "Die besten Reviews sind die, bei denen die meisten Fehler entdeckt werden" /123/. Deshalb sollte jeder seine freie Meinung äußern können, sofern er eine Schwachstelle zu erkennen glaubt und nicht im Sinne der oft geforderten "konstruktiven Kritik" unterlassen. Durch die offene Diskussion von Problemen (auch von personellen Schwierigkeiten) besteht die Gefahr, daß bei den Projektmitarbeitern der Eindruck einer Kontrolle entsteht. Die frühzeitig, von den Tagesereignissen unabhängig, festgelegte Tagesordnung für ein Review kann jedoch diesen psychologischen Effekt abbauen. Die Betonung liegt eindeutig auf Unterstützung und nicht auf Kontrolle! Vielfach werden Reviews aus Zeitnöten vertagt. Dem ist aber entgegenzuhalten, daß nur eine konzentrierte, synoptische Betrachtung aller Probleme die einzige Chance bietet, Verzögerungen gering zu halten oder gar aufzuholen. Dies gilt auch für den Fall, daß ein Projektleiter mit dem Projektteam in falscher Ausprägung des an sich wünschenswerten Gruppenbewußtseins stillschweigend übereinkommt, das Projekt keiner Kritik von außen aussetzen zu wollen /123/.

Informationsmarkt

Eine zwanglose Form der Visualisierung wichtiger Fakten stellt der sogenannte "Informationsmarkt" dar /116/.
Jeder Projektmitarbeiter hat die Möglichkeit, durch Aushang an einer Anschlagtafel andere Projektmitarbeiter auf sachbearbeitungsbezogene Aktivitäten aufmerksam zu machen (z.B. Ausfallzeiten der Rechenanlage, Arbeitskreissitzungen usw.).

Präsentation

Eine spezielle Form der Kommunikation ist die Präsentation. Sie ermöglicht es, Wort, Schrift und Bild sowie die ganze Vielfalt menschlicher Ausdrucksfähigkeit in einem Prozeß der persönlichen wechselseitigen Informationsübermittlung zwischen Veranstalter und Teilnehmer einzusetzen, um

- zu informieren,
- Meinungen zu bilden oder
- Entscheidungen herbeizuführen.

Umso mehr verwundert es, wenn der Präsentation zu wenig Bedeutung geschenkt wird, denn es reicht nicht aus, eine gute Problemlösung zu entwickeln - sie muß auch "verkauft" werden. Entsprechende Empfehlungen zur Planung, Vorbereitung, Durchführung und Auswertung einer Präsentation finden sich etwa bei ALTENEDER /1/ und WOHLLEBEN /133/.

6 Berichtswesen

Als Berichtswesen sei die Anfertigung und Verbreitung projektbezogener
Schriftstücke zur Information aller am Projektablauf unmittelbar (z.B.
Projektleiter, Projektteam) und mittelbar (z.B. Abstimm- und Entscheidungsinstanzen) beteiligter Personengruppen bezeichnet. Die im Projektablauf erforderlichen Berichte lassen sich nach DAENZER /15/ grob in
zwei Kategorien unterscheiden: Berichte, bei denen Aspekte des Projektmanagements im Vordergrund stehen und Berichte, die der Information über
die Problemlösung dienen.
Die beiden nachfolgenden Abschnitte enthalten Vorschläge zur zweckmäßi-
gen Organisation des Berichtswesens und charakterisieren die wichtigsten
Berichtstypen.

6.1 Organisation

Die Organisation des Berichtswesens umfaßt

- die Festlegung der Informationsstrategie,
- die Berichtslegung und
- die Protokollierung der Informationsereignisse (Verteiler).

Informationsstrategie

Die Informationsstrategie beinhaltet die Festlegung

- welche(r) Personen(kreis),
- wann (Informationsanlaß, Häufigkeit resp. Termine),
- worüber (Informationsinhalt) und
- in welcher Art (Informationsträger, Grad der Detaillierung und Genauigkeit)

zu informieren ist. Eine sinnlose "Gieskannenverteilung" soll damit vermieden und bestehende Informationsbedürfnisse befriedigt werden. Diese
Festlegungen implizieren gleichzeitig auch die Berichtsplanung. Damit
ist sowohl der projektinterne als auch der projektexterne Informationsfluß definiert.

Berichtslegung

Die Berichtslegung beinhaltet die adressatenorientierte Zusammenfassung
und Aufbereitung von Arbeitsergebnissen. Bei der Abfassung sollten folgende Kriterien Beachtung finden:

- Angabe einer zusammenfassenden Überschrift, Erstellungsdatum, Versions-
  nummer und Verfasser (Ansprechpartner),
- kurze Darstellung der Zweckbestimmung,
- knappe Fassung (je höher die Berichtsempfänger im Management stehen,
  umso mehr ist ein Bericht zu komprimieren),
- eindeutige Aussagen,
- graphische Unterstützung (z.B. Probleme auffallend markieren),
- Verweise auf die Gesamtdokumentation.

Zur Berichtslegung sei die in Figur 6.1-1 dargestellte Arbeitsweise empfohlen.

```
 1  Bestimmung der Zielgruppen und deren Erwartungshaltung,
 2  Feststellen bereits früher übermittelter Informationen (In-
    formationsniveau),
 3  Festlegen der darzustellenden Ergebnisse und Berichtsgliede-
    rung,
 4  Zusammenstellen der benötigten Ergebnisse,
 5  Erstellen der allgemeinen Aussagen (Kurzfassung, bisheriges
    und weiteres Vorgehen),
 6  Durchführen Schreib- und Zeichenarbeiten,
 7  Korrekturlesen,
 8  Vornahme der Korrekturen,
 9  Vervielfältigen/Drucken,
10  Konfektionieren,
11  Verteilung/Versand,
12  Dokumentation im Verteiler.
```

Figur 6.1-1 Checkliste zur Berichtslegung.

Verteiler

Besonders wichtig ist es, den vollzogenen Informationsfluß zu protokol-
lieren, d.h. aus der entsprechenden Dokumentation muß etwa ersichtlich
sein, wann der Adressat A welche Schriftstücke erhalten hat oder welchen
Kommunikationspartnern das Schriftstück X zugestellt wurde. Dies hilft
einerseits Doppelbelieferungen von Adressaten zu vermeiden und erleich-

tert andererseits den Versand von Nachträgen (z.B. Berichtigungen, Ergänzungen).

Für die Protokollierung der Informationsereignisse bieten sich neben
rechnergestützten "Informationskontrollsystemen" nach Adressaten resp.
Schriftstücken, sortierte Handkarteien an, in die das Handzeichen des
Verantwortlichen für den Versand und das Versanddatum eingetragen werden. Für die laufende Pflege des Verteilers sind selbstverständlich personelle Verantwortlichkeiten festzulegen (z.B. Projektsekretärin).

6.2 Elemente

Die nachfolgenden Ausführungen beschränken sich darauf, wichtige Berichtstypen zu charakterisieren, die im Verlaufe eines Projektes je nach
organisatorischen Vereinbarungen fakultativ oder obligatorisch anzufertigen sind. Im einzelnen könnten dies etwa sein:

- Projektvorstellung,
- Mitarbeiterbericht,
- Meilensteinbericht,
- Sachstandsbericht,
- Projektfortschrittsbericht,
- Publikationen.

Projektvorstellung

Der Bericht "Projektvorstellung" dient dazu, interessierte Personengruppen (z.B. zukünftige Mitarbeiter, Kontaktprojekte, potentielle Anwender)
über

- den Entstehungsgang,
- die Ziele,
- die Aufgaben,
- die geplante Verfahrensweise (Projektstruktur, Zeitplan),
- die ausführende Stelle sowie über
- Nutzen-/Kosten-Aspekte der Problemlösung

eines Projektes zu informieren. Der Umfang dieses Berichtes sollte zwan-
zig DIN-A4-Seiten nicht überschreiten. Um einerseits die zu definieren-

den Zielgruppen möglichst individuell anzusprechen andererseits eine
breite Streuung der Information zu erreichen, könnte ein solcher Bericht
gegebenenfalls auch in entsprechenden Fachzeitschriften publiziert werden.

Mitarbeiterbericht

Entsprechend den festgelegten Kontrollstandards hat jeder Mitarbeiter
resp. Teilprojektleiter der Projektleitung zu definierten Zeitpunkten
über den Sachstand bei der Abwicklung seiner aktuellen Aufgaben zu be-
richten. Dies kann mündlich, z.B. bei Mitarbeitergesprächen (die Aussagen werden dann zu einem Protokoll zusammengefaßt) oder schriftlich in
der Form eines Mitarbeiterberichts erfolgen.
Der Mitarbeiter sollte sich bei der Erstellung des Mitarbeiterberichtes
einerseits Rechenschaft über seine geleistete Arbeit ablegen andererseits aber - und dies ist wesentlich wichtiger - Schwierigkeiten und
Planabweichungen bei der Aufgabenabwicklung aufzeigen und Vorschläge zur
Problemlösung anführen. Detaillierte Angaben sind aus der in Figur 6.2-2
gezeigten Checkliste eines Mitarbeiterberichtes zu entnehmen.

```
1   Name,
2   Berichtszeitraum (vom ... bis ..., Woche Nr.),
3   Erstellungsdatum,
4   Tätigkeit (evtl. Code, Klartext),
5   Planabweichungen (mit Begründung),
6   aufgewandte Zeit je Tätigkeit, je Datum,
    6.1  Normalstunden,
    6.2  Überstunden,
7   Ausfallzeit,
    7.1  Gleitzeit,
    7.2  Fortbildung,
    7.3  Dienstreise,
    7.4  Krankheit,
    7.5  Urlaub,
8   Abzeichnungsvermerk für Projektleiter.
```

Figur 6.2-2   Checkliste eines Mitarbeiterberichtes.

Meilensteinbericht

Als "Meilenstein" bezeichnet man gewisse Zeitpunkte im Projektablauf,
zu denen definierte Arbeitspakete abgeschlossen sein sollten; so wie
z.B. am Ende jeder Phase. Der erreichte analytische und konzeptionelle
Erkenntnisstand wird üblicherweise in der Form von Meilensteinberichten
zusammengefaßt, so daß die bisherige fachliche Dokumentation nur noch
als Verweisdokumentation Verwendung findet. Meilensteinberichte dienen
- eventuell in einer verdichteten Form - auch als Beratungsunterlage für
die Beratungs- und Entscheidungsinstanzen, sowie zur Einarbeitung neuer
Teammitglieder. Typische Meilensteinberichte sind der Projektantrag, das
Grobkonzept, die Leistungsbeschreibung, das Feinkonzept, der Erfahrungs-
bericht und der Abschlußbericht (siehe hierzu auch Abschnitt 3.1).

Sachstandsbericht

In regelmäßigen Abständen (z.B. halbjährlich) sollte der erreichte fachliche und organisatorische Sachstand dokumentiert werden. Jeder Sachstandsbericht dient inhaltlich als Basis für den nachfolgenden, d.h. es
werden nur Veränderungen und Abweichungen in bezug auf den letzten Sachstandsbericht dargestellt. Im einzelnen ist ein Sachstandsbericht etwa
durch die in Figur 6.2-3 angegebenen Aspekte charakterisiert.

Projektfortschrittsbericht

Ein Projektfortschrittsbericht wird monatlich durch den Projektleiter erstellt. Er hat den Charakter eines reinen Terminberichtes und zeigt den
Projektstatus (Fertigkeitsstellungsgrad eines Projektabschnittes) auf.
Aus den Mitarbeiterberichten werden für die zu erzielenden Arbeitsergebnisse Soll-/Ist-Vergleiche abgeleitet und die geschätzten Restbedarfswer-
te in Mitarbeitertagen angegeben.

Publikationen

Um die interessierte Öffentlichkeit über neu entwickelte Verfahren und
Ergebnisse von allgemeinem Interesse zu informieren, bietet sich eine
Veröffentlichung in einschlägigen Fachzeitschriften an. Üblicherweise

legt man der Darstellung die klassische Gliederung - Einführung, Material und Methode, Ergebnisse, Diskussion - zu Grunde /67/.

1 Projekttitel,

2 Berichtszeitraum,

3 Aufsetzpunkt (letzter Sachstandsbericht),

4 Fachlicher Aspekt,
  4.1 Arbeitsergebnisse,
  4.2 Gutachten,
  4.3 Veröffentlichungen,

5 Organisatorischer Aspekt,
  5.1 Finanzsituation,
  5.2 Raumsituation,
  5.3 Personalsituation,
  5.4 Anwender,

6 Zeitplan (Planabweichungen deren Ursachen und Konsequenzen),

7 Nachweis über die im Berichtszeitraum verbrauchten Ressourcen.

Figur 6.2-3 Checkliste eines Sachstandsberichts.

7 Dokumentation

Das wichtigste Kommunikationsmittel aller an der Projektabwicklung Beteiligten ist die Dokumentation. "Ihre Wichtigkeit beweist sie vor allem
dort, wo sie fehlt" /123/.
Welche Ziele soll die Projektdokumentation erfüllen, versteht man sie
nicht nur als Aufzeichnung für die "Nachfahren", sondern als Teil des
Projektmanagements? Ihre primäre Aufgabe liegt zweifellos darin, alle
für den Projektablauf relevanten Informationen zu sichern. Für den Projektleiter ist sie daher ein Mittel zur Fortschritts- und Qualitätskontrolle sowie die Basis für seine Berichtslegung.
Im einzelnen dient sie

- als Protokollfunktion,
- zur Kontrolle und Transparenz des Projektablaufes,
- zur raschen, diskussionslosen Einarbeitung neuer Mitarbeiter und
  Verantwortlichen (Sicherung der Personenunabhängigkeit),
- zur Steigerung der Sicherheit der Projektrealisierung,
- als Ausgangsbasis für die nächste Arbeitsstufe,
- zu Rechtfertigungszwecken,
- zur Vereinfachung und Beschleunigung der Entscheidungsfindung,
- zur Gegenüberstellung von Soll- und Istwerten des Projektablaufes,
- der Auswertung der Projektergebnisse sowie der Zusammenführung von Ein-
  zelvorgängen unter verschiedenen Aspekten,
- als Grundlage für die Beschreibung, Wartung, Modifikation und Weiterentwicklung der Problemlösung (MDV-System).

Analog der in Abschnitt 2.4 dargestellten aktivitätenorientierten Differenzierung des Problemlösungsprozesses unterscheidet man zwischen

- der Systemdokumentation und
- der Projektdokumentation.

Zur Systemdokumentation rechnet man alle Unterlagen, welche die Beschreibung der Problemlösung zum Inhalt haben. Dies sind

- die allgemeine Systembeschreibung,
  ein "werbeschriftartiger" Auszug aus der Leistungsbeschreibung, welche
  die wesentlichen Eigenschaften der Problemlösung (MDV-System) und ihrer Anwendung in kurzer Form zusammenfaßt;

- die technische Systembeschreibung,
  im wesentlichen aus den Meilensteinberichten Grob- und Feinkonzept erarbeitet, dient als Unterlage für die mit der Implementierung, der Feh-
  lersuche, der Verbesserung oder unter Umständen auch mit der Erweite-
  rung und Änderung der Problemlösung (MDV-System) betrauten Mitarbeiter;
- das Anwenderhandbuch,
  enthält neben der einleitenden allgemeinen Systembeschreibung das für
  die Anwendung der Problemlösung durch den Anwender notwendige Wissen
  (z.B. Bedienungshinweise des MDV-Systems, Fehlermeldungen, Schlüsselverzeichnis). Es ist wesentliche Unterlage der Benutzerschulung. Deshalb sollte das Anwenderhandbuch etwa mit Hilfe der Angabe von Anwen-
  dungsbeispielen so gut aufbereitet sein, daß die Lernschwelle möglichst niedrig gehalten werden kann;
- und die bereits in Abschnitt 6.2 charakterisierten Meilensteinberichte.

Die Ausgestaltung der Systemdokumentation ist im einzelnen vom Verbrei-
tungsgrad der Problemlösung abhängig.

Zur Projektdokumentation zählen alle diejenigen Dokumente, welche nicht
der Systemdokumentation zugeordnet werden können. Dies sind etwa Sach-
standsberichte, Projektfortschrittsberichte, Mitarbeiterberichte,
Schriftwechsel mit Dritten, Verträge, Notizen, Vermerke usw. In den folgenden Abschnitten werden die

- Anforderungen,
- Ordnungskriterien und
- Organisationsmittel

der Projektdokumentation näher erläutert.

7.1 Anforderungen

Soll die Projektdokumentation die vorgenannten Ziele mit möglichst geringem Aufwand erfüllen, so ist diese zu systematisieren. Dabei sind folgende Forderungen zu beachten:

- Die Projektdokumentation hat nach dem Prinzip der projektbegleitenden
  Dokumentation zu erfolgen.

Gelegentlich wird die Dokumentation als eigene abschließende Phase des Problemlösungsprozesses aufgefaßt. Eine solche Auffassung führt dann oft zu einer lückenhaften Dokumentation. Dem Vorteil, nicht schon in den Vorphasen Dinge niederschreiben zu müssen, die sich später doch noch einmal ändern, steht der Nachteil gegenüber, daß die Projektmitarbeiter ein nachträgliches Dokumentieren leicht als lästig oder wegen neuer dringender Aufgaben sogar als unzumutbare Belastung empfinden. Die Niederschrift des Wissenswerten im nachhinein ist in der Regel aufwendiger und erfüllt nicht die aufgeführten Ziele. Es sollte daher gelten: "was nicht dokumentiert ist, wurde nicht gemacht."

- Das Dokumentationsverfahren muß darauf ausgerichtet sein, die Zugriffsfähigkeit, Vollständigkeit, Eindeutigkeit und Transparenz sowie die Verständlichkeit der Beschreibung zu gewährleisten.

- Die Projektdokumentation ist benutzergerecht in Form und Umfang zu gestalten (z.B. muß eine gewünschte Auskunft rasch und zielgerichtet - auch durch nicht direkt Eingeweihte - der Dokumentation entnommen werden können: Auskunftsbereitschaft).

- Aufbewahren der Dokumente auf Trägern und an Orten, die jederzeit einen Zugriff zulassen und außerdem den Forderungen des Auftrag- und Gesetzgebers nach Haltbarkeit genügen (Aufbewahrungspflicht).

- Sicherungsmaßnahmen gegen den Zugriff Unberechtigter - sofern die Projektdokumentation Daten erhält, die unter das Datenschutzgesetz fallen -; aber auch Sicherung gegen Zerstörung (z.B. Diebstahl, Feuer, Wasser) durch Auslagern von Kopien oder Mikrofiches in Stahlschränken (Redundanz).

- Bei den Überlegungen über den formalen Aufbau der Projektdokumentation sollten auch optisch-ästhetische Gesichtspunkte nicht vergessen werden. Eine ansprechende Projektdokumentation motiviert den Benutzer und fördert die Bereitschaft, sich mit ihr auseinanderzusetzen.

- Dokumentationsrichtlinien legen verbindlich fest:
  -- die personellen Verantwortlichkeiten für die Pflege der Projektdokumentation,
  -- den Aufbewahrungsort (z.B. zentral (Sekretariat, Projektleiter) oder dezentral (sachbearbeiterbezogen)),
  -- die Aufbewahrungsfristen,
  -- eine Aufstellung der notwendigen und möglichen Bestandteile der Projektdokumentation,
  -- einen Ablageplan,
  -- die Anwendung, Bezeichnung, Identifikation und den Aufbau von Formblättern und Formaten wichtiger Papiere (Darstellungstechniken),

-- die Systematik der Seitennummerierung, der Gliederung, der Unterstreichung und des formalen Aufbaus der Texte und Dokumente,

-- die Vorschrift zum Führen der Änderungszustände und Verteilerlisten,

-- Hinweise für den Einsatz unterstützender Hilfsmittel zur Dokumentation (z.B. Textautomaten, Editoren),

-- die erforderlichen Sicherungsmaßnahmen (gegen Zerstörung und Wahrung des Datenschutzes).

Bei der Auslegung der Dokumentationsrichtlinien ist jedoch ein methodischer "Overkill" zu vermeiden, der zuviel Zeit und Detail in Anspruch nimmt und meist von den Teammitgliedern mehr oder minder bewußt sabotiert wird. Es ist schwer, hier das richtige Maß zu finden, denn der dauerhafte Erfolg eines Projektes steht und fällt mit der Güte der gleichzeitig erstellten Dokumentation, damit es nicht zum Beispiel durch das Ausscheiden des einen oder anderen Mitarbeiters völlig erlahmt oder von anderen Entwicklungen unberücksichtigt bleibt /81/.

7.2 Ordnungskriterien

Die umfangreichen Unterlagen einer Projektdokumentation lassen sich nach verschiedenen Kriterien strukturieren. Die Auswahl der Gliederungskategorien hängt im Einzelfall von der Gewichtung der Anforderungskriterien und den Dokumentationselementen ab. Um eine transparente Organisation der Projektdokumentation zu erreichen, kombiniert man vielfach nachstehende Gliederungskategorien:

- Alphabet,
- Benutzertypen,
- Projektphasen,
- thematische Bereiche.

Bei der personenbezogenen Gliederung steht der Benutzer der Dokumentation im Vordergrund (z.B. Unterlagen für Projektleiter, für Sachbearbeiter A, Sachbearbeiter B, Schriftwechsel mit Person C). Dem Vorteil, daß für die einzelnen Benutzergruppen nur die relevanten, zum Teil komprimierten Informationen vorliegen, steht der Nachteil häufiger Redundanz gegenüber.

Ordnungsmerkmal für die Gliederung nach Projektphasen ist der zeitliche
Ablauf eines Projektes. So werden etwa Unterlagen der Projektplanung nach
ihrer Zugehörigkeit zu den einzelnen Projektphasen getrennt abgelegt. Eine bessere Zugriffsfähigkeit kann dadurch erreicht werden, wenn man zusätzlich innerhalb der Projektphasen eine Untergliederung nach Aktivitäten einführt.

Strukturiert man die Projektdokumentation nach thematisch abgegrenzten
Bereichen (z.B. Beratungsinstanz, Entscheidungsinstanzen, Planung, Kontaktprojekte, Schnittstellen, Datenschutz) so hat dies den Nachteil, daß
bereits zum Projektstart weitgehend die gesamte Gliederungssysthematik
im Überblick festgelegt werden muß. Eine nachträgliche Aufsplittung oder
Zusammenfassung von Gliederungspunkten wirkt sich ebenso nachteilig aus
(z.B. Vergabe von Dokumentationszeichen), wie die Gefahr, daß sich die
Vorgehensweise der Projektabwicklung dem Dokumentationsschema anpaßt.
Diesen Nachteilen steht der Vorteil eines Zugriffs nach "Schlagworten"
gegenüber, womit unmittelbar alle zu einem Sachverhalt oder Adressaten
(z.B. Datenschutz) zugehörigen Vorgänge eingesehen werden können.

7.3 Organisationsmittel

Im folgenden seien einige Hilfsmittel zusammengestellt, mit denen das
Festhalten, Ablegen, die sachlich richtige Zuordnung und das leichte
Wiederauffinden von Dokumenten unterstützt werden kann.

Formblätter

Die Einheitlichkeit einer Projektdokumentation wird durch die Verwendung
von Formblättern wesentlich unterstützt. Es ist daher empfehlenswert, für
alle sich wiederholenden, schematisierbaren Beschreibungen (z.B. Reise-
protokoll, Gesprächsnotiz, Programmvorgabe) Formblätter zu erstellen und
deren Gebrauch verbindlich vorzuschreiben. Die Bereitschaft diese Formblätter auszufüllen wird gefördert, wenn Ausfüllhinweise und beispiel-
haft ausgefüllte Exemplare als Muster verfügbar sind. Zur Identifikation
eines Formblattes werden herangezogen: Projekttitel, Überschrift, Datum,
Verfasser, Seitennummer, Ablagezeichen gemäß Dokumentationsplan.

Karteikästen

Karteikästen sind ein geeignetes Mittel für die Dokumentation von Adressen der am Projekt mittelbar und unmittelbar beteiligten Personen (Hardwarehersteller, Systemberater, externe Mitarbeiter).

Ideenheft

Bei der Beschäftigung mit den einzelnen Aufgaben im Projekt entstehen oft Ideen, Assoziationen, die unmittelbar mit den zur Zeit bearbeiteten Aufgaben nichts zu tun haben, aber trotzdem wert sind, weiter verfolgt zu werden. Diese Einfälle oder Gedanken sollte man nicht nach dem Motto behandeln "das werde ich mir merken", sondern sofort dokumentieren (z.B. Ideenheft). In sporadischen Abständen werden diese "Einfälle" geordnet, bewertet und gegebenenfalls als Aktivitäten eingeplant.

Schuppentafel

Zur Dokumentation von Soll-/Ist-Terminen im Projektablauf oder der Mitarbeiterverfügbarkeit hat sich der Einsatz sogenannter Schuppentafeln bewährt. Sie lehnen sich in ihrer Gestaltung an die in der industriellen Arbeitsvorbereitung und Terminsteuerung üblichen Planungstafeln an und gebrauchen auch deren Organisationsmittel (z.B. Farbstreifen, Magnete, Steckkarten). Als Nachteil ist die schlechte Vervielfältigungsmöglichkeit der mit einer Schuppentafel dokumentierten Informationen anzuführen. Darüber hinaus zeigt sich im praktischen Einsatz auch die nur geringe Anpassungsfähigkeit bei Umplanungen. Schuppentafeln sind in vielfältigen Ausführungen im einschlägigen Fachhandel erhältlich, so daß hierauf nicht weiter eingegangen werden muß. Die Informationen zur Aktualisierung der Schuppentafel sind den Mitarbeiterberichten, den Projektfortschrittsberichten, Krankmeldungen, Dienstreise- und Urlaubsanträgen zu entnehmen.

Textautomat

Textautomaten oder Editoren von Computern tragen mit dazu bei, die umfangreiche Schreibarbeit innerhalb der Projektdokumentation zu rationa-

lisieren. Das betrifft ganz besonders den umfangreichen Änderungsdienst
der Unterlagen. Moderne Textautomaten unterstützen die Formatierung der
Seiten und führen einen automatischen Randausgleich mit Silbentrennung
durch. Darüber hinaus können neben der Textbearbeitung auch Standard-
briefe u.ä. erstellt werden (Textverarbeitung).

8 Beurteilung [+]

An kritischen Stellungnahmen zur Bewertung des Projektmanagements hat es
bislang in der Literatur nicht gefehlt, wie etwa die Ausführungen von
SCHRÖDER /103/ und ZOGG /136/ belegen. Abschließend sollen daher die wesentlichen Aussagen hinsichtlich der

- Voraussetzungen,
- Vorteile und
- Gefahren

des Projektmanagements zusammengefaßt werden.

8.1 Voraussetzungen

Die Konzeption des Projektmangements kann nur dann erfolgreich realisiert
werden, wenn folgende Voraussetzungen erfüllt sind:

- Der Einsatz des Projektmanagements soll immer unter Wahrung der richti-
  gen Dimension erfolgen. Der dem Projektmanagement zugemessene Stellenwert muß der Bedeutung des Projektes entsprechen.
- Für die Position des Projektleiters und seiner Teammitglieder sind
  hochqualifizierte Mitarbeiter einzusetzen.
- Die zu erreichenden Ziele eines Projektes, die zu lösenden Aufgaben,
  die Kompetenzen eines Projektleiters und seines Teams sind klar zu definieren. Nur so ist die Institutionalisierung der Projektorganisation
  und ihre Funktionsfähigkeit im Rahmen der Primärorganisation gewährleistet.
- Die Leitung der projektdurchführenden Institution muß den Projektleiter bei seiner Arbeit sichtbar unterstützen.
- Die Projektmitarbeiter sind von nicht projektbezogenen Aufgaben abzu-
  schirmen.
- Ein umfangreicher, systematischer Erziehungsprozeß muß eingeleitet werden, der alle Führungsebenen einschließt. Die Einführung neuer Organi-
  sationsstrukturen (Projektinstanzen) muß evolutionär vor sich gehen.

[+]

  Diesem Kapitel liegt die Zusammenfassung der Arbeiten "Projektmanagement" von SCHRÖDER /103/ und "Systemorientiertes Projektmanagement"
  von ZOGG /136/ zu Grunde.

- Sowohl bei den beteiligten Führungskräften der Primärorganisation, als
  auch bei denjenigen des Projektmanagements muß die Bereitschaft vorhanden sein, auftretende Konflikte auf sachlicher Basis auszutragen und
  sich nicht durch Prestigeüberlegungen beeinflussen zu lassen.
- Insbesondere bei langfristigen Projekten muß sichergestellt werden,
  daß technologische Entwicklungstendenzen im Laufe der Projektbearbei-
  tung angemessen berücksichtigt werden.

8.2 Vorteile

Gegenüber der konventionellen Weise, Problemlösungsprozesse ohne besondere organisatorische Konzepte und Verfahren abzuwickeln, konzentrieren
sich die Vorteile des Projektmanagementes nach SCHRÖDER /103/ auf acht
Punkte:

- Ein Projekt wird während seines gesamten Ablaufes als eine Einheit gesehen und entsprechend geplant, koordiniert und kontrolliert.
- Es wird eine Stelle eingerichtet, die nur für das jeweilige Projekt
  verantwortlich ist, ohne zugleich auch andere, mit dem Projekt nicht
  zu vereinbarende Interessen wahrnehmen zu müssen /103/.
- "Dem Projekt wird ein Maximum planerischer Vorbereitung zuteil" /103/.
- Die Entscheidungsinstanz kann sich schnell und kurzfristig über den
  Projektstand unterrichten, da alle Informationen ständig zentral ver-
  dichtet und ausgewertet verfügbar sind.
- Anwender, wie Mitarbeiter, haben einen sichtbaren, zentralen und verantwortlichen Gesprächspartner.
- "Im Einsatz und Austausch von Mitarbeitern und Betriebsmitteln wird
  ein hohes Maß an Flexibilität erreicht" /103/.
- "Die Möglichkeit der Selbstidentifizierung mit Erfolg oder Mißerfolg
  eines sichtbaren, definierten Objektes, gegeben durch Mitwirkung an
  einem Projekt, bedeutet Motivation zu höherer Leistung" /103/.
- Die Übernahme der Verantwortung für ein Projekt ist eine wertvolle
  Schulung und zugleich ein guter Eignungstest für den Aufstieg in höhere und höchste Führungspositionen innerhalb der Primärorganisation.

8.3 Gefahren

Den genannten Vorteilen des Projektmanagements steht eine Reihe von Gefahren gegenüber, die nicht unerwähnt bleiben dürfen:

- Das Projektmanagement kann ein Übergewicht gewinnen, das dem Management der Primärorganisation seine Einsatzbereitschaft raubt.
- Die Mitglieder des Projektteams sind leicht einem hohen Maß an Frustuationen ausgesetzt, die ihre Arbeit und Einsatzbereitschaft lähmen können. So kann etwa eine situative Überforderung oder eine unzweckmäßige personelle Zusammensetzung des Projektteams zu unbefriedigenden Ergebnissen, Arbeitsunlust, Unproduktivität und hoher Fluktuation führen. Der Projekten innewohnende Automatismus, daß die Erfüllung der Aufgabe zugleich die Liquidierung der eigenen Position bedeuten kann, überfordert viele Führungskräfte ebenso, wie häufiger Wechsel der Aufgabenstellung, der Umgebung, der Mitarbeiter sowie der Vorgesetzten.
- Das Vorhandensein eines Projektleiters kann über Verzögerungen und "Löcher" der projektbezogenen Berichterstattung hinwegtäuschen, die seinem wirksamen Einsatz entgegenstehen.
- Der Einsatz des institutionellen Projektmanagementes ist kein Patentrezept, welches den Projektträger von allen Verantwortungen bezüglich des Projektes entbindet.
- Projektmanagement bedeutet zusätzlichen Einsatz von Führungskräften mit der Gefahr von Konflikten innerhalb der Führung.
- Führungs-, Kommunikations- und Motivationsprobleme lassen sich nicht nur durch den Einsatz des Projektmanagementes lösen. Dies liegt einerseits daran, daß diese Probleme aus den zwischenmenschlichen Beziehungen (z.B. psychologische Struktur der Führenden) resultieren, andererseits ist Projektmanagement auch ein machtpolitischer Prozeß mit stark unbewußten und emotionalen Komponenten /96/. Häufig werden daher während des Projektverlaufes "irrationale" Entscheidungen gefällt, bei denen nicht nur rationale Kriterien, sondern oft starke Persönlichkeitsbedürfnisse wirksam werden:
  -- Aufwandszahlen und Termine werden akzeptiert, die jeglicher rationaler Erfahrung widersprechen.
  -- Bei der Mitarbeiterauswahl werden personelle Entscheidungen getroffen, bei denen eine spätere Personalkrise vorprogrammiert ist.
  -- Personelle Änderungen werden gegen die Bedürfnisse des Projektteams während des Projektablaufes durchgesetzt.
  -- Anwenderwünsche, deren Auswirkungen unzureichend geprüft sind, werden aus Mitbestimmungsgründen berücksichtigt.
- Projektmanagement garantiert zwar nicht den Projekterfolg sondern macht ihn nur wahrscheinlicher. Den entscheidenden kreativen Schritt, der zur Lösung jedes Problems erforderlich ist, kann Projektmanagement jedoch nicht ersetzen.

Literaturverzeichnis

/1/   ALTENEDER, A.: Fachvorträge vorbereiten und durchführen. (Ber-
          lin-München: Siemens 1978)

/2/   AMSCHLER, U., KRESS, F.: Arzneimittelversorgung. In: Institut
          für Gesundheits-System-Forschung (Hrsg.): Strukturanalyse des
          Gesundheitswesens in Schleswig-Holstein. (Kiel: Schmidt und
          Klaumig 1978)

/3/   BEER, S.: Kybernetik und Management. (Frankfurt: Fischer 1963)

/4/   BESKE, F., WILHELMY, H.J.: Ziele und Aufgaben der Gesundheits-
          System-Forschung. Deutsches Ärzteblatt 43 (1976) 2729-2734

/5/   BÖHM, K., KÖHLER, C.O.: Probleme des Managements in der Medi-
          zinischen Informatik. In: P.L. Reichertz, B. Schwarz (Hrsg.):
          Informationssysteme in der medizinischen Versorgung. (Stutt-
          gart-New York: Schattauer 1978)

/6/   BRANDECKER, K.: Krankenhausversorgung. In: Institut für Ge-
          sundheits-System-Forschung (Hrsg.): Strukturanalyse des Gesund-
          heitswesens in Schleswig-Holstein. (Kiel: Schmidt und Klaumig
          1978)

/7/   BROOKS, F.P.: The Mythical Man-Month. Datamation 20 (1974) 45

/8/   BUNDESÄRZTEKAMMER: Anlage zur Weiterbildungsordnung. Deutsches
          Ärzteblatt 42 (1979) 2763-2776

/9/   BUNDESMINISTER DES INNERN: Leitfaden zur Gestaltung der ergän-
          zenden Projektorganisation. (Bonn: BMI 1977)

/10/   BUNDESMINISTER FÜR FORSCHUNG UND TECHNOLOGIE: Drittes Datenver-
          arbeitungsprogramm 1976-1979 (Bonn: BMFT 1976)

/11/   BUNDESMINISTER FÜR FORSCHUNG UND TECHNOLOGIE: Programm der Bun-
          desregierung zur Förderung von Forschung und Entwicklung im
          Dienste der Gesundheit 1978-1981 (Bonn: BMFT 1978)

/12/   BUNDESMINISTER FÜR JUGEND, FAMILIE UND GESUNDHEIT: Daten des
          Gesundheitswesens - Ausgabe 1977 (Bonn: BMJFG 1977)

/13/   CLARK, C.: Brainstorming. (München: Moderne Industrie 1967)

/14/   COLLEN, M.F.: Hospital computer systems. (New York-Toronto:
          John Willey & sons 1974)

/15/   DAENZER, W.F.: Systems Engeneering. (Köln: Hanstein 1978/79)

/16/   DAHMER, J.: Anamnese und Befund. (Stuttgart: Thieme 1973)

/17/   DATHE, H.M.: Moderne Projektplanung. (München: Hanser 1971)

/18/   DEUTSCHES KRANKENHAUSINSTITUT: Effektivitätsmessung und Qua-
          litätsbeurteilung im Gesundheitswesen. Forschungsb. Bd. 51.
          (Bonn: Bundesminister für Arbeit und Sozialordnung 1981)

/19/   DETZEL, H., MOLZAHN, K., SEELOS, H.-J.: Ablaufanalyse in einer
         vertrauensärztlichen Großdienststelle. Die Ortskrankenkasse
         15 (1978) 515-519

/20/   DINKHAUSER, P.: Organisationsprojekte besser führen. (Zürich:
         Industrielle Organisation 1979)

/21/   EHLERS, C.TH.: Informationsverarbeitung in der Medizin - Wege
         und Irrwege aus der Sicht der praktischen Erfahrung. Vortrag
         gehalten am 03.10.1977 GMDS-Jahrestagung Göttingen

/22/   ELERTSEN, H.: Moderne Rhetorik. (Heidelberg: Sauer 1975)

/23/   FASSL, H.E.: Die Anamnese als Informationsgewinnungsprozeß.
         Habilitationsschrift (Mainz 1970)

/24/   FIEDLER, G.: Einführung in das Gesundheitswesen der Bundesre-
         publik Deutschland. In: Institut für Gesundheits-System-For-
         schung (Hrsg.): Strukturanalyse des Gesundheitswesens in
         Schleswig-Holstein. (Kiel: Schmidt und Klaumig 1978)

/25/   FRENTZEL-BEYME, R., SEELOS, H.-J.: Daten des Vertrauensärzt-
         lichen Dienstes. In: R. Brennecke, E. Greiser, H.A. Paul, E.
         Schach (Hrsg.): Datenquellen der Sozialmedizin und Epidemiolo-
         gie. (Heidelberg-New York-Berlin: Springer 1981)

/26/   FRESE, E.: Aufbau-Organisation. (Gießen: Schmidt 1979)

/27/   FROST, G., WALDVOGEL, B.: Kur- und Bäderwesen. In: Institut
         für Gesundheits-System-Forschung (Hrsg.): Strukturanalyse des
         Gesundheitswesens in Schleswig-Holstein. (Kiel: Schmidt und
         Klaumig 1978)

/28/   GALL, M.W.: Computer verändern die Medizin. Schriftenreihe der
         Bezirksärztekammer Nordwürttemberg Nr. 15 (Stuttgart: Gentner
         1969)

/29/   GIERE, W., SCHUSTER, R.W., HILDEBRAND, R., RUDOLPH, I., SATT-
         LER, W., THUM, J.: Dokumentations- und Verfahrensrichtlinien
         für medizinische Datenverarbeitungsprojekte (DV med.)

/30/   GLÄSS, S., BAMESREITER, A.: Netzplantechnik. (München: Langen-
         Müller/Herbig 1977)

/31/   GÖRNER, R., WOLFF, U., LORENZEN, U.: Ambulante Versorgung
         durch Einrichtungen des Sozialwesens. In: Institut für Gesund-
         heits-System-Forschung (Hrsg.): Strukturanalyse des Gesund-
         heitswesens in Schleswig-Holstein. (Kiel: Schmidt und Klaumig
         1978)

/32/   GORDON, T.: Managerkonferenz - Effektives Führungstraining
         (Hamburg: Hoffmann und Campe 1981)

/33/   GRIESSER, G.: Formelle und informelle Kommunikationssysteme.
         In: Institut für Gesundheits-System-Forschung (Hrsg.): Struk-
         turanalyse des Gesundheitswesens in Schleswig-Holstein. (Kiel:
         Schmidt und Klaumig 1978)

/34/   GROSS, R.: Zur Gewinnung von Erkenntnissen in der Medizin.
         Deutsches Ärzteblatt 40 (1979) 2571-2578

134

/35/   GROSSE-OETRINGHAUS, W.: Projektgestaltung mit Netzplantechnik. (Gießen: Schmidt 1979)

/36/   GUTENBERG, E.: Unternehmungsführung - Organisation und Entscheidungen. (Wiesbaden: Gabler 1962)

/37/   HABERFELLNER, R.: Systems Engeneering. Schweizerische Gesellschaft für Organisation, Kursteil 4

/38/   HACKSTEIN, R., THEIS, W.: Verfahren zur übersichtlichen graphischen Darstellung von Netzplänen. Online-adl-Nachrichten 10 (1977) 829-833

/39/   HAGEMANN, L.: Ambulante nichtärztliche Versorgung. In: Institut für Gesundheits-System-Forschung (Hrsg.): Strukturanalyse des Gesundheitswesens in Schleswig-Holstein. (Kiel: Schmidt und Klaumig 1978)

/40/   HAGEMANN, L.: Berufe des Gesundheitswesens. In: Institut für Gesundheits-System-Forschung (Hrsg.): Strukturanalyse des Gesundheitswesens in Schleswig-Holstein. (Kiel: Schmidt und Klaumig 1978)

/41/   HARTMANN, F.: Elemente des ärztlichen Erkenntnisprozesses. In: P.L. Reichertz, G. Goos (Hrsg.): Informatics and Medicine. (Berlin-Heidelberg-New York: Springer 1977) 390-418

/42/   HEILMANN, W.: Das Organisationshandbuch der EDV (Wiesbaden-Stuttgart: Forkel 1977)

/43/   HEILMANN, M.: 7. Jahrbuch der EDV (1978) - Planung und Kontrolle von EDV-Projekten. (Stuttgart-Wiesbaden: Forkel 1978)

/44/   HEILMANN, H.: 8. Jahrbuch der EDV (1979) - Computerunterstützte Systemplanung und -dokumentation (Stuttgart-Wiesbaden: Forkel 1979)

/45/   HEILMANN, H., HEILMANN, W.: Strukturierte Systemplanung und Systementwicklung (Wiesbaden-Stuttgart: Forkel 1979)

/46/   HELBERGER, CH., SÖRGEL, W.: Entwicklung praktisch anwendbarer Indikatoren für Ziele und Ergebnisse der Gesundheitspolitik in der BRD. Forschungsb. Bd. 36 (Bonn: Bundesminister für Arbeit und Sozialordnung)

/47/   HILLER, E.: Vortragstechnik, Manuskript, Darbietung, Lernerfolg. (Stuttgart: Betriebswirtschaftlicher Verlag 1976)

/48/   HOCHE, K.: Konferenzen-Planung, Vorbereitung, Durchführung, Auswertung. (München: Nomos 1972)

/49/   HOEFERT, H.W.: Psychologische und soziologische Grundlagen der Organisation. (Gießen: Schmidt 1979)

/50/   HOPF, E.-J., MORITZEN, P.: Öffentliches Gesundheitswesen. In: Institut für Gesundheits-System-Forschung (Hrsg.): Strukturanalyse des Gesundheitswesens in Schleswig-Holstein. (Kiel: Schmidt und Klaumig 1978)

135

/51/   HÜLSMANN, P.: Rehabilitation. In: Institut für Gesundheits-System-Forschung (Hrsg.): Strukturanalyse des Gesundheitswesens in Schleswig-Holstein. (Kiel: Schmidt und Klaumig 1978)

/52/   IBM: HIPO-Designhilfe und Dokumentationstechnik. (Sindelfingen: IBM Deutschland 1979)

/53/   JAY, A.: Die Kunst der Präsentation. (Düsseldorf: Econ 1973)

/54/   KÄSTNER, V.: Leitideen für eine funktionsbezogene Ziel- und Programmplanung von ADV-Vorhaben im Gesundheitswesen. In: P.L. Reichertz (Hrsg.): Medizinische Informatik 1975 (Berlin-Heidelberg-New York: Springer 1976)

/55/   KAPPLER, E.: Systementwicklung. (Wiesbaden: Gabler 1972)

/56/   KÖHLER, C.O.: Integriertes Krankenhaus-Informationssystem - Zielbestimmung und Rahmenmodell. (Meisenheim: Hain 1973)

/57/   KOPETZKY, C.D., SCHEIB, K.W.: Auf dem Wege zu einem ganzheitlichen systemanalytischen Ansatz in der Medizinischen Informatik. In: P.L. Reichertz (Hrsg.): Medizinische Informatik 1975 (Berlin-Heidelberg-New York: Springer 1976)

/58/   KORFF, E.: Menschenführung als Aufgabe. (Heidelberg: Sauer 1976)

/59/   KRIEDEL, TH.: Effizienzanalysen von Gesundheitsprojekten. (Berlin-Heidelberg-New York: Springer 1980)

/60/   KRÜGER, W.: Problemlösungstechniken. (Gießen: Schmidt 1981)

/61/   KRUMMENACHER, A.: Krisenmanagement (Zürich: Ind. Organisation 1981)

/62/   KRUSE, O.: Ambulante ärztliche Versorgung. In: Institut für Gesundheits-System-Forschung (Hrsg.): Strukturanalyse des Gesundheitswesens in Schleswig-Holstein. (Kiel: Schmidt und Klaumig 1978)

/63/   KRUSE, O.: Krankenkassen, Berufsgenossenschaften und andere Kostenträger. In: Institut für Gesundheits-System-Forschung (Hrsg.): Strukturanalyse des Gesundheitswesens in Schleswig-Holstein. (Kiel: Schmidt und Klaumig 1978)

/64/   KUPPER, H.: Der Turmbau zu Babel oder Projektmanagement in alter Zeit. Online 12 (1979) 1056-1060

/65/   LANGE, H.-J., WAGNER, G.: Analyse des ärztlichen Diagnosevorganges. (Stuttgart: Schattauer 1973)

/66/   LAY, R.: Dialektik für Manager. (Hamburg: Rowohlt 1974)

/67/   LIPPERT, H.: Das wissenschaftliche Manuskript. (München-Wien-Baltimore: Urban & Schwarzenberg 1977)

/68/   MARTINO, R.L.: Project Management and Control Vol. I - Finding the critical Path, Vol. II - Applied Operational Planning, Vol. III - Allocating and Scheduling Resources (New York: 1964-1965)

/69/   MÖHR, J.R.: Computer Assisted Medical Historie. In: P.L. Rei-
        chertz, G. Goos (Hrsg.): Informatics and Medicine (Berlin-Hei-
        delberg-New York: Springer 1977)

/70/   MÖHR, J.R.: Designkriterien für ein allgemeinärztliches Daten-
        verarbeitungssystem (Manuskript). Vortrag gehalten am 21.10.
        1977 Systems, München

/71/   MÖHR, J.R.: Scriptum zur Vorlesung Medizinische Methodologie
        (Heidelberg: Univ. Heidelberg 1981)

/72/   MÖHR, J.R., SEELOS, H.-J., RAUFMANN, W., ROTHEMUND, M.: Pro-
        bleme der Standardisierung medizinischer Daten am Beispiel
        der Erstellung einer standardisierten Symptomanamnese. In:
        W. Brauer (Hrsg.): GI - 11. Jahrestagung (Heidelberg-New York-
        Berlin: Springer 1981) 580-589

/73/   MORITZ, B.: Darstellungstechniken für EDV-Praktiker. (Schwen-
        tine: Moritz 1977)

/74/   NAGEL, J.: Methoden und Verfahren der Projektplanung und -kon-
        trolle. In: P.L. Reichertz (Hrsg.): Medizinische Informatik
        1975 (Berlin-Heidelberg-New York: Springer 1976)

/75/   NIMMERGUT, J.: Regeln und Training der Ideenfindung. (München:
        Heyne 1975)

/76/   OETTLI, H.: Wirtschaftliche und sichere Abwicklung von EDV-Pro-
        jekten durch systematisches Projektmanagement. Sysdata und Bü-
        rotechnik 10 (1975) 3-8

/77/   PARASINI, E., WÄCHTER, O.: Organisations-Handbuch für die Ein-
        führung von ADV-Systemen. (Berlin-New York: de Gruyter 1974)

/78/   PAULSEN, W.: Der evolutionäre Fortschritt für Führung und Mana-
        gement: Situational leadership. In: Das neue Erfolgs- und Kar-
        rierehandbuch für Selbständige und Führungskräfte. Heft 12 (Ge-
        retsried: Beste 1981) 293-304

/79/   REICHERTZ, P.L.: Allgemeine Grundlagen, technische Möglichkei-
        ten und Entwicklungstendenzen der elektronischen Informations-
        verarbeitung in der Medizin. Nieders. Ärzteblatt 7 (1972) 211-
        217

/80/   REICHERTZ, P.L.: Computerdiagnostik: Möglichkeiten und Grenzen.
        In: B. Schlegel (Hrsg.): Verhandlungen der Deutschen Gesell-
        schaft für Innere Medizin, 84. Band. (München: Bergmann 1978)
        238-240

/81/   REICHERTZ, P.L.: Das Medizinische System Hannover - Analyse
        einer dreijährigen Erfahrung. In: P.L. Reichertz, H. Holthoff
        (Hrsg.): Methoden der Informatik in der Medizin (Berlin-Hei-
        delberg-New York: Springer 1975)

/82/   REICHERTZ, P.L.: EDV und das System der Gesundheitsversorgung.
        In: P.L. Reichertz, B. Schwarz (Hrsg.): Informationssysteme in
        der medizinischen Versorgung. (Stuttgart-New York: Schattauer
        1978)

/83/   REICHERTZ, P.L.: Health care Delivery as a System. In: P.L.
         Reichertz, G. Goos (Hrsg.): Informatics and Medicine. (Berlin-
         Heidelberg-New York: Springer 1977) 52-54

/84/   REICHERTZ, P.L.: Medizinische Informatik. IBM Nachrichten 215
         (1973) 517-576

/85/   REICHERTZ, P.L.: Medizinische Informatik. Wissenschaft oder
         das große Unbehagen? Deutsches Ärzteblatt 44 (1980) 2632-2635

/86/   REICHERTZ, P.L.: Requirements for Configuration and Management
         of an Integral Medical Computer-Center. Meth.Inf.med. 9 (1970)
         1-8

/87/   REICHERTZ, P.L.: Wesen und Probleme der Urteilsfindung in der
         Medizin. In: W. Brauer (Hrsg.): GI - 11. Jahrestagung (Berlin-
         Heidelberg-New York: Springer 1981) 549-556

/88/   REICHERTZ, P.L., GOOS, F.: Informatics and Medicine. (Heidel-
         berg-Berlin-New York: Springer 1977)

/89/   REICHERTZ, P.L., SCHWARZ, B.: Informationssysteme in der medi-
         zinischen Versorgung - Ökologie der Systeme. (Stuttgart-New
         York: Schattauer 1978)

/90/   ROCKSTROH, B.: Installation Management. IBM Nachrichten 241
         (1978) 196-202

/91/   ROSENKRANZ, K.O., REICHERTZ, P.L.: Prinzipien des Projektmana-
         gements im Gesundheitwesen. In: P.L. Reichertz, G. Holthoff:
         (Hrsg.): Methoden der Informatik in der Medizin. (Berlin-Hei-
         delberg-New York: Springer 1975)

/92/   RÜSBERG, K.H.: Die Praxis des Projekt-Managements. (München:
         Moderne Industrie 1971)

/93/   RÜSCHMANN, H.H.: Medizintechnik. In: Institut für Gesundheits-
         System-Forschung (Hrsg.): Strukturanalyse des Gesundheitswesens
         in Schleswig-Holstein. (Kiel: Schmidt und Klaumig 1978)

/94/   SAHM, A.: Was Führungskräfte heute zur Leistung motiviert.
         (Kissing: Weka 1981)

/95/   SCHAEFER, H., BIRR, C.: Umwelt und Gesundheit - Aspekte einer
         sozialen Medizin Bd. I und II (Frankfurt: Fischer 1982)

/96/   SCHEDL, U.: Die sozio-psychologische Komponente des Projekt-
         managements. Online-adl-Nachrichten 6 (1980) 480-483

/97/   SCHMIDT, G.: Das Funktionendiagramm - das Ende der Stellenbe-
         schreibung. Bürotechnik 11 (1974) 1239-1242

/98/   SCHMIDT, G.: Organisation - Methode und Technik. (Gießen:
         Schmidt 1981)

/99/   SCHMIDT, R.: Materialien zu Kosten und Finanzierung des Ge-
         sundheitswesens. In: Institut für Gesundheits-System-Forschung
         (Hrsg.): Strukturanalyse des Gesundheitswesens in Schleswig-
         Holstein. (Kiel: Schmidt und Klaumig 1978)

/100/   SCHNEIDER, B., SCHÖNENBERGER, R.: Datenverarbeitung im Ge-
          sundheitswesen - erreichtes, geplantes. (Berlin-Heidelberg-
          New York: Springer 1976)

/101/   SCHOLZ, W.: Notwendigkeit und Bedeutung von Methoden der Pro-
          jektplanung beim Einsatz der ADV im Gesundheitswesen. In:
          P.L. Reichertz (Hrsg.): Medizinische Informatik 1975 (Berlin-
          Heidelberg-New York: Springer 1976)

/102/   SCHNUPP, P., FLOYD, C.: Software - Programmentwicklung und
          Projektorganisation. (Berlin-New York: de Gruyter 1976)

/103/   SCHRÖDER, J.H.: Projekt-Management. (Wiesbaden: Gabler 1973)

/104/   SCHWARTZ, F.W., SCHWEFEL, D.: Diagnosen in der ambulanten ärzt-
          lichen Versorgung. (Köln: Zentralinstitut für die kassenärzt-
          liche Versorgung in der BRD 1978)

/105/   SEELOS, H.-J.: Compterunterstützte Symptomanamnese - Design
          und Realisierung dargestellt am Beispiel des Vertrauensärzt-
          lichen Dienstes. Dissertation, Heidelberg (in Vorbereitung)

/106/   SEELOS, H.-J.: Datenverarbeitung im Gesundheitswesen - Ziele,
          Aufgaben und Perspektiven (unveröffentlichtes Manuskript)

/107/   SEELOS, H.-J.: Der klinische Befund in der Sicht formaler
          Sprachen. EDV in Medizin und Biologie 3 (1979) 65-69

/108/   SEELOS, H.-J.: Der Vertrauensärztliche Dienst - Synopse einer
          Istanalyse. (unveröffentlichtes Manuskript)

/109/   SEELOS, H.-J.: Medizinische Gutachterdienste im Gesundheits-
          wesen. In: H. Sendler, H. Viefhues (Hrsg.): Der Patient im
          Spektrum sozialmedizinischer Leistungen. (Stuttgart: Kohlham-
          mer, in Vorbereitung)

/110/   SEELOS, H.-J.: Patienten-Ablaufsteuerung (Patient-Scheduling)
          - der Weg zu kürzeren Wartezeiten. (Frankfurt: Haag & Herchen
          1978)

/111/   SEELOS, H.-J.: Technologie in der Medizin - Kommentar aus der
          Sicht des Informatikers. In: H. Silomon (Hrsg.): Technologie
          in der Medizin - Folgen und Probleme (Stuttgart: Hippokrates,
          in Vorbereitung)

/112/   SELBMANN, H.K.: Probleme der Qualitätsbeurteilung und -siche-
          rung des ärztlichen Handelns. Vortrag GMDS Frühjahrstagung
          Tübingen 1981

/113/   SELBMANN, H.K., SCHWARTZ, F.W., EIMEREN, W. von (Hrsg.): Qua-
          litätssicherung in der Medizin - Probleme und Lösungsansätze
          (Berlin-Heidelberg-New York: Springer 1981)

/114/   SHAW, J.C., ATKINS, W.: Managing Computer System Projects.
          (New York: Mc Graw-Hill 1970)

/115/   SIEMENS: Softwareentwicklung - Leitfaden für Planung, Reali-
          sierung und Einführung von Datenverarbeitungsverfahren. (Ber-
          lin-München: Siemens AG 1976)

/116/   SIEMENS: Organisationsplanung. (Berlin-München: Siemens AG
         1977)

/117/   SNEED: H.: Software-Entwicklungsmethodik. (Köln: Müller 1980)

/118/   SOMMER, W.: Handbuch für Systemorganisatoren. (Berlin: de Gruy-
         ter 1971)

/119/   SPANDL, O.P.: Die Organisation der wissenschaftlichen Arbeit.
         (Braunschweig: Vieweg 1974)

/120/   STANDOP, E.: Die Form der wissenschaftlichen Arbeit. (Heidel-
         berg: Quelle & Meyer 1977)

/121/   STEFANI, A.: Stellenbeschreibung - ein Führungsinstrument.
         Bürotechnik 12 (1978) 62-64

/122/   STEINBUCH, P.A.: Der EDV-Beruf: Projektleiter. Online 9 (1977)
         694-696

/123/   SURBÖCK, E.: Management von EDV-Projekten. (Berlin-New York:
         de Gruyter 1978)

/124/   THURNER, R.: Entscheidungstabellen. (Düsseldorf: Vdi 1972)

/125/   TSCHIRKY, H.: Führungs-Richtlinien (Zürich: 'Ind. Organisation
         1981)

/126/   ÜBERLA, K.: Datenverarbeitung im Fachbereich Medizin: Philoso-
         phie, Alternativen, Ziele. In: K. Überla, R. Greiller (Hrsg.):
         Alternativen medizinischer Datenverarbeitung. (Berlin-Heidel-
         berg-New York: Springer 1976)

/127/   ÜBERLA, K.: Gesundheitssystemforschung. In: W. von Eimeren
         (Hrsg.): Perspektiven der Gesundheitsforschung. (Berlin-Heidel-
         berg-New York: Springer 1976)

/128/   ÜBERLA, K.: Methodische Grenzen der Analyse ärztlichen Han-
         delns (Manuskript). Vortrag gehalten am 17.09.1979 "Medical
         Informatics", Berlin

/129/   VIEFHUES, H.: Lehrbuch Sozialmedizin. (Stuttgart-Berlin-Köln-
         Mainz: Kohlhammer 1981)

/130/   WEDEKIND, H.: Systemanalyse. (München: Hanser 1973)

/131/   WINGERT, F.: Kriterien für die Systemauswahl in der Medizin.
         Münch.med.Wschr. 117 (1975) 1751-1757

/132/   WISSENSCHAFTLICHES INSTITUT DER ORTSKRANKENKASSEN (WIDO): Ge-
         sundheitsvorsorge und Krankheitsfrüherkennung. Teil 1: Be-
         standsaufnahme (Bonn: WIDO 1978)

/133/   WOHLLEBEN, H.-D.: Präsentationstechnik. (Gießen: Schmidt 1979)

/134/   WOLFF, U., LORENZEN, U.: Stationäre Versorgung durch Einrich-
         tungen des Sozialwesens. In: Institut für Gesundheits-System-
         forschung (Hrsg.): Strukturanalyse des Gesundheitswesens in
         Schleswig-Holstein. (Kiel: Schmidt und Klaumig 1978)

/135/   ZENTRALINSTITUT FÜR DIE KASSENÄRZTLICHE VERSORGUNG IN DER BUN-
          DESREPUBLIK: Bedarf und Planung im Gesundheitswesen - eine
          internationale Aufsatzsammlung (Köln: Deutscher Ärzteverlag
          1978)

/136/   ZOGG, A.: Systemorientiertes Projekt-Management. (Zürich: In-
          dustrielle Organisation 1974)

/137/   ZUR, K.: Rettungswesen. In: Institut für Gesundheits-System-
          Forschung (Hrsg.): Strukturanalyse des Gesundheitwesens in
          Schleswig-Holstein. (Kiel: Schmidt und Klaumig 1978)

Stichwortverzeichnis

Band 34: C. E. M. Dietrich, P. Walleitner, Warteschlangen-Theorie und Gesundheitswesen. VIII, 96 Seiten. 1982.

Band 35: H.-J. Seelos, Prinzipien des Projektmanagements im Gesundheitswesen. V, 143 Seiten. 1982.